ここが知りたい

血栓症治療の正解, 不正解

著 後藤信哉
東海大学医学部循環器内科学教授

中外医学社

序

書籍を出版する機会を頂くのはありがたい．SNS などにより個人の情報発信が容易になったとはいえ書籍刊行の感慨は無量である．筆者の専門である血栓症，抗血栓薬はトピックになったので複数の書籍刊行の機会を得た．なかでも，中外医学社から出版された『ここが知りたい 理屈がわかる 抗凝固・抗血小板療法』は多くの読者を得た．会話体としたので「読みにくい，分かりにくい」という批判と「わかりやすい」というコメントが両立していた．多くの読者から真逆の評価を頂いたわけだが，出版社から今回再度「会話体」での執筆を依頼された．出版のプロの視点では「会話体」が良いと判断されたのだと思う．

実際，自分の脳内でも考えは揺らいでいる．「A」を考えた一瞬後に「B」を考える．文語体で自らの考えを書くと，筆者の脳内の考えの揺らぎが伝わらない．確立されたコンセプトを記載する以外の場合では文語体よりも会話体が良いかも知れない．ロシア文学の巨匠ドストエフスキーも現実にはあり得ない長口舌の会話体の小説が多い．難しいけれど，完全には確立されていない理屈の表現手段としては「会話体」が良いかも知れない．

前著でも「理屈」を重視した．本書はさらに「理屈」重視の内容である．人間はあまりにも複雑・精妙なので個別の症例の本態はわからない．疾病も複雑なので本質は不明である．「正解」不明にて決断を迫られる医師の仕事はつらい．困難性の高い医師の仕事に単純な「正解」があるわけがない．各種学会は診療ガイドラインを公開しているが，世界的権威者であっても個別の症例の診断と治療における真の意味の「正解」はわからないものである．

医療は本質的には医療従事者と個別患者の関係であった．しかし，疾病治療に巨額の費用がかかるとなると患者がすべて費用負担するのではかわいそう過ぎる．個別患者の経済的負担の軽減のため健康保険が整備され，税金が投入されることになった．健康保険が巨額化すると，予算化された公的資金の配分に利害関係者が複雑にかかわる．製薬企業，医療デバイス企業，行政にかかわる健康保険関係者の努力は日本人の健康寿命の延長に寄与した．「人類」の健康の維持には巨大組織の寄与が大きかった．しかし，個人ごとに異なる個別の事情を有する個別患者の健康と幸福は，個別患者と苦楽をともにする医師，看護師などの医療職が担っている．巨大企業は新薬，新規治療の開発コストの回収と利潤最大化に努力する．医師も企業も「人類」の健康長寿を目指す目的には類似性があるが，対象と目的が微妙に異なる．資本主義経済社会では，巨大医療関連企業と個別医師の社会に及ぼす力は大きく異なる．個別の医師の専門的判断よりも，ランダム化比較試験のエビデンスレベルが高いと規定されれば，自らランダム化比較試験を実施できない個別医師の治療選択も，ランダム化比較試験を施行できる巨大企業の影響を受けることになる．エビデンスレベルの高い臨床研究の結果を「診療ガイドライン」とすれば，個別医師の判断のインパクトはさらに小さくなる．

エビデンスレベルの高い治療を選択すればすべての患者が幸福になるわけではない．診療経験の蓄積が個別医師の判断を改善させないわけもない．人工知能の研究者でもある筆者は，個別症例の歩き方，話し方，顔色など多彩な多次元入力信号から，個別症例の最適解を見い出す人間の頭脳の脅威に驚いている．患者集団を対象とした医療の科学ではランダム化比較試験に価値があった．多次元入力情報から最適解を見い出す個別最適医療では個別の臨床医の能力と科学的価値が再度注目される可能性が高い．個別医師に「自らの経験に基づく個別最適医療」実現に向けて自信を持ってほしい．

本書執筆開始後に，世界は新型コロナウイルスの感染拡大と苦闘することになった．新型コロナウイルス感染による血栓症の増加も問題とされた．まさに，誰もが「正解」を知らない中で多くの医療従事者は頑張って感染拡大阻止，感染による疾病対応に尽力している．「正解」不明での苦闘を強いられる医学，医療の実情の理解者が本書により増えてくれれば著者としては幸甚である．

2021 年 2 月 28 日

東海大学医学部内科学系循環器内科学

後藤信哉

目次

CHAPTER

1 診療ガイドラインの推奨は「正しい」か？

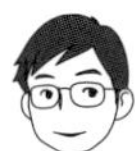

指導医：若い皆さんは患者さんの診療にあたって，「何を正解とすれば良いか？」，迷っていると思います．マルチプルチョイスの入試問題と違って，人生の正解は一つとは限りません．医学・医療の世界でも，正解は複数あるかも知れません．医学・医療のカバーする範囲は広く，医学・医療に求めるものはヒトによって異なります．医学・医療への対峙の仕方が異なれば，求めるものも変わります．たとえば，政府が医学・医療にかかわる場合，対象は個別の患者さんではありません．日本政府であれば，日本国民という集団に対する健康，長寿に貢献できる政策が正しい政策でしょう．政府の中でもお財布を預かる財務省であれば，日本国民の健康，長寿に貢献できて最も費用の安い政策が正解と考えて努力しているかも知れません．医療において薬剤や医療機器を提供する企業であれば，薬剤，医療機器の供給により自社に最大の利潤を生み出す方法が「正解」でしょう．事前に「正解」が規定された各種試験の成績が良かった皆さんですが,「正解」が個人ごと，集団ごとに異なる世界は苦手かも知れません．皆さんは医師として，個別の患者さんの診療に関わっています．皆さんの医療・医学における「正解」は何でしょうか？

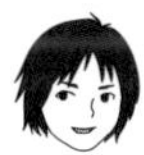

専攻医：やはり自分の診ている患者さんが良くなる治療が「正解」ではないかと思います．

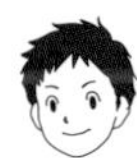

研修医：私も自分の患者さんが良くなる医療が「正解」と思います．

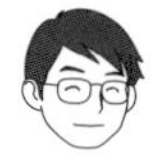

指導医：お二人ともとても良い答えです．われわれ臨床医の治療の対象は個別の患者さんです．臨床の医者になったら，自分の受け持ち患者が良くなる治療を「正解」と考える習慣をつけるといいと思います．実際の医療で，個別の患者さんが「良くなる」ことは単純ではありません．昔から「良薬は口に苦し」といいます．「正しい」治療でしょうか？　一時的に発熱と嘔吐を繰り返しても，寿命は延長する薬は良い薬ですか？

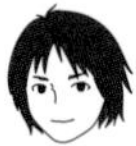

専攻医：発熱と嘔吐の程度にもよると思いますが…….

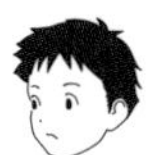

研修医：発熱と嘔吐の副作用は実感できるけれど，「平均 1 年寿命が延びる」と言われても効果は実感できないのも困りますね.

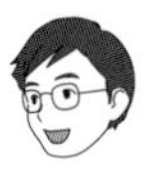

指導医：二人とも良い線をいっています．医療介入にはリスクもあり，ベネフィットもあります．リスクを重視するヒトもいるし，ベネフィットを重視するヒトもいるでしょう．臨床の医師にとって，個別の症例に対して「正解」の治療を行うことは実はとても難しいことです．「正解」の治療は，個別の患者さん個人の考え方によって影響を受けるし，歴史的にも変遷していきます．医師が「正解」の治療を行なったと信じた場合でも患者さんの期待がもっと大きければ，「正解」の治療をしてくれなかったと恨まれる場合もあります．医師は「正解」がわからない中で，患者さんを満足させる，不満を持たれないことを目指す大変な職業です．

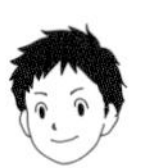

研修医：そこまで大変な仕事とは思っていませんでした．今は，先輩の指導に基づいています．自分の考えと先輩の考えが違う場合には，各種学会の診療ガイドラインが「正解」を記載していると思っています．各種学会の偉い先生の書いたガイドラインに「正解」が書いてあるのではないですか？

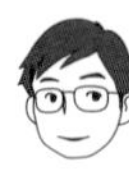

指導医：重要な論点です．私も各種学会のガイドラインの策定に関わっています．自分の書いたガイドラインに「正解」だと皆さんが思ってくれると嬉しいですね．しかし，「正解」は立場により，また治療を受ける個人により異なります．各種学会のガイドラインに，そこまで詳しい「正解」が書いてありますか？

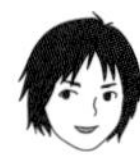

専攻医：どの学会のガイドラインも「エビデンスに基づいた推奨」が記載されています．「うちの学会のガイドラインには『正解』が記載されている」とされているガイドラインをみたことはありません．エビデンスに基づいた推奨は，「正解」の治療ではないのですか？

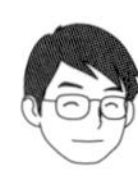

指導医：君はガイドラインを最初から読んでいますね．製薬企業などはガイドラインのうち自社に都合の良い部分だけをコピーして配布している場合もあります．一般に書籍を読むときには最初から最後まで通読するのが大切です．どの学会のガイドラインでも序章などで，「エビデンスに基づいた推奨」を記載していると明記しています．その「エビデンス」についての詳細も記載されていると思いますが，気がつきましたか？

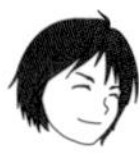

専攻医：はい，正確な記憶ではありませんし，ガイドラインによって多少違うこともありますが，どのガイドラインでもランダム化比較試験，そのメタ解析のエビデンスレベルが高く，コホート研究，症例研究がその次，医学の専門家の推奨などはエビデンスレベルが低いと記載されています．エビデンスレベルの高い治療が「正解」の治療，エビデンスレベルの低い治療は「不正解」の治療と単純に考えていました．

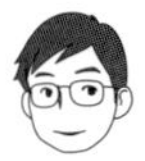

指導医：エビデンスレベルが高い治療が個別症例の「正解」の治療とは限りません．私は入学試験，医師国家試験，学内の試験などのマルチプルチョイス試験が若手の先生の知性を蝕む可能性を憂慮しています．「正解」，「不正解」を覚えることが勉強の主体になってしまうと，「正解」のない医学・医療の世界における活動が困難になります．「正解」，「不正解」が事前にわからない世界を生きていることは，世界の医師も皆さんと一緒です．診療ガイドラインの一部を記載している私自身にも，個別の患者さんにおける「正解」，「不正解」はわかりません．それでも偉い先生がガイドラインを書けるのはなぜだと思いますか？

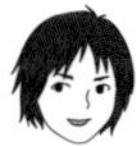

専攻医：「偉い」からですか？

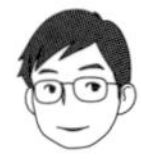

指導医：違います．誰にも「正解」，「不正解」がわからない世界であるけれども，その世界にて事前に決めた方法で実験を行えば，その実験結

果を科学的事実として記載できると決めているからです．

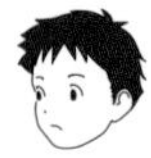

研修医：ちょっとおっしゃる意味がわからないのですが……．

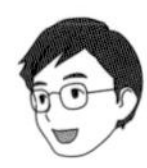

指導医：つまり，一般的な意味で万人に対しての「正解」，「不正解」はわからないけれども，仮説を立てて，科学的な方法にて実験を行えば，その実験の条件の中で検証された仮説が「不正解」であったか否かは統計学的に検定することが可能という意味です．

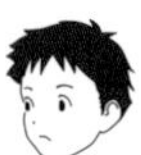

研修医：自分の命を託する医療が，限定された条件における実験的仮説検証によっているのでは病気になっても安心できません．

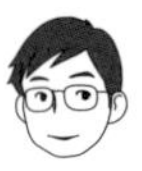

指導医：ヒトの身体は複雑精妙な調節系です．われわれは原子力発電所を作ることができても，単純な1つの細胞を作ることもできません．ヒトの身体を統べる原理，原則がわからない状況では，条件を限定して仮説検証することに全く意味がないとは言えないと思います．仮説Yes/Noは個別患者の「正解」，「不正解」と一致するとは言えません．

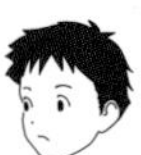

研修医：診療ガイドラインに「正解」，「不正解」が書いてないとなると，何を基準として診療にあたったら良いか全くわからなくなります．

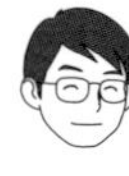

指導医：君のような初学者に診療ガイドラインは無価値ではないと思います．専門家の推奨のエビデンスレベルは低いとされますが，専門家の推奨も「エビデンス」ではあります．実臨床の基本が診療ガイドラインに記載されていることは事実だと思います．診療ガイドラインにてエビデンスレベルが高いとされている治療が個別の患者さんにとって最良の治療とは限らないことを覚えておいてください．

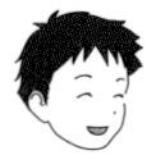

研修医：はい．わかりました．

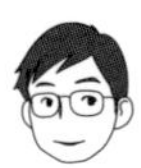

指導医：さきほど，医学・医療にかかわる立場により「正解」が変わるお話をしました．今の診療ガイドラインが「正解」と考えるのはどんなヒトたちだと思いますか？

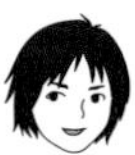

専攻医:「ガイドラインは疫学的方法に則った臨床研究に基づく」と書いてあったので疫学者はガイドラインが「正解」と思うのではないですか？

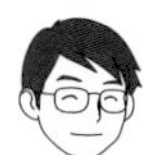

指導医: 君はよく読んでいますね．その通り，疫学者は現在のガイドラインの推奨の選択方法に満足していると思います．日本国民という集団を対象として健康，長寿を目指す日本政府もガイドラインを「正解」と考えがちと思います．実は，ガイドラインの推奨が必ずしも「正解」ではないと考えるのは個別患者を診療の対象とする現場の臨床医です．

図1にランダム化比較試験の結果の例を示します．ランダム化比較試験では患者集団が対象です．25例の対象例のうち，医療介入Ａでは6例が血栓イベントを起こし，医療介入Ｂに割り振られた症例の血栓イベントは3例でした．医療介入ＡとＢが無作為にランダムに割り振られ，割付が2重盲検にて施行されれば，症例数を人類を代表できるほど多数

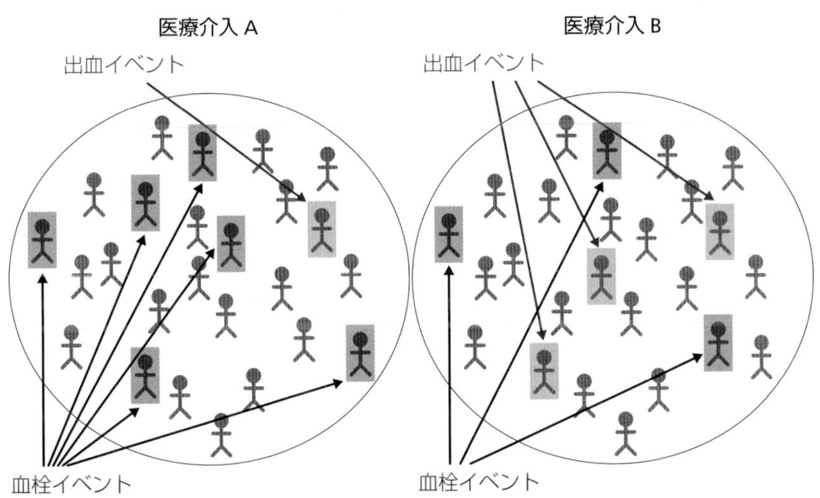

図1 ランダム化比較試験の結果

ランダム化比較試験を施行する前に有効性のエンドポイント，安全性のエンドポイントを設定する．抗血栓薬では有効性エンドポイントとしての血栓イベントの減少と同時に安全性エンドポイントしての出血イベントが増加する．介入Ａと介入Ｂの有効性，安全性を同時に評価することは容易ではない．

とすれば本試験結果は高いエビデンスレベルを持つことになります．血栓イベントが6/25：24%から3/25：12%に減少できることをランダム化比較試験にて示し，両群に統計学差異があるとなると，医療介入Bの有効性は医療介入Aに勝ると誰もが考えるでしょうね．

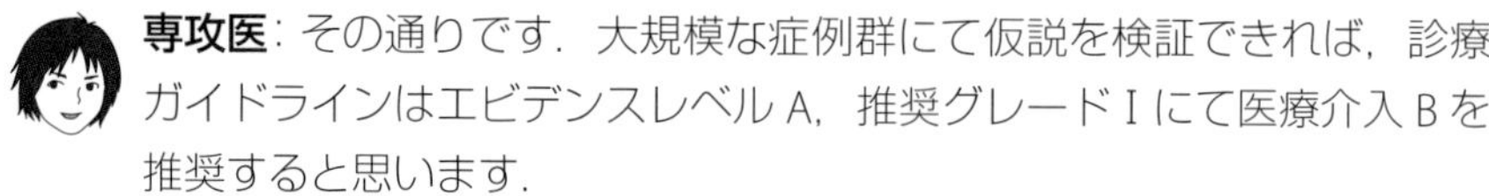

専攻医：その通りです．大規模な症例群にて仮説を検証できれば，診療ガイドラインはエビデンスレベルA，推奨グレードⅠにて医療介入Bを推奨すると思います．

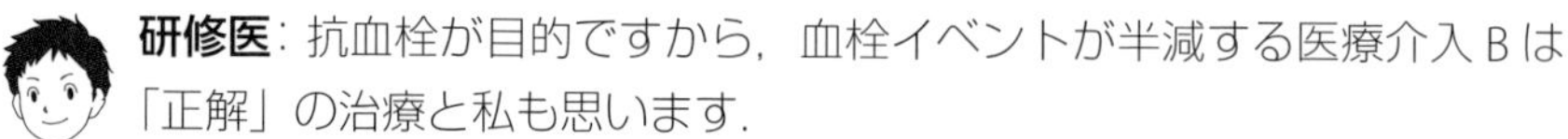

研修医：抗血栓が目的ですから，血栓イベントが半減する医療介入Bは「正解」の治療と私も思います．

指導医：たしかに，全人類を代表するか否かは不明ですが，この患者集団において，「血栓イベントの減少を目的とする」という限局的条件下では医療介入Bは推奨されそうですね．今度は副作用を見てください．医療介入Aにおける出血1/25例，医療介入Bでは3/25に増えています．症例数を増やして統計学的有意差があったらどうですか？

研修医：抗血栓薬では心筋梗塞などの致死的な血栓イベントを減らすことができれば，多少の出血イベントの増加は仕方ないのではないですか？

指導医：重篤な出血の定義にもよりますね．たしかに血栓イベントには致死的なイベントがありますが，出血にも致死的出血があります．ここで有効性のエンドポイントが致死的血栓症，安全性のエンドポイントが致死的出血であったらどうしますか？

研修医：究極の選択ですね．それでも，医療介入Aでは血栓死亡と出血死亡を足して7/25：28%，医療介入Bでは6/25：24%なので，症例数が十分に大きくて両群間に統計学的有意差があれば医療介入Bが「正解」ではないですか？

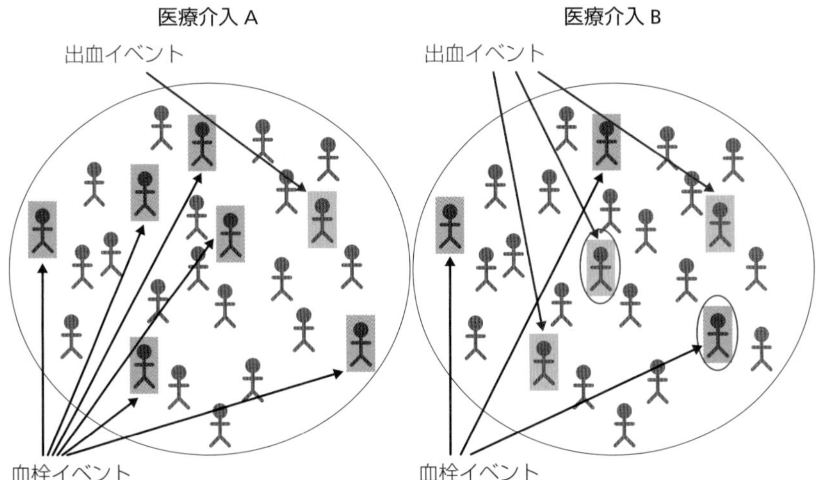

図2 ランダム化比較試験の結果の個別解釈

ランダム化比較試験により患者集団における有効性，安全性の検証がなされた場合でも，個別症例における有効性，安全性は集団とは異なる可能性がある．患者集団として医療介入Bは医療介入Aより有効であるが，丸で囲んだ症例では医療介入Aを選択した方が，予後が良かったことになる．

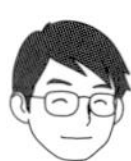

指導医：君は Evidence Based Medicine の仕組みがよくわかっています．この医療介入Aをガイドラインに取り込んで，医療介入Aをすべて医療介入Bに転換することによりシステム的に医療のアウトカムを改善しようというのが EBM の発想です．では，君は 図1 をみて，自分の患者さんをすべて医療介入Bにしようと思いますか？

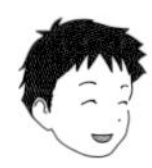

研修医：はい，そうすると思います．

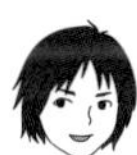

専攻医：一人ひとりを見ていくと私には少し気になる人がいます 図2 ．気になる人を赤丸で囲みました．たしかに，患者集団としては医療介入Aの方がイベントの数は減るかも知れませんが，赤丸で囲んだ個人は医療介入Aでは何のイベントも起こらなかったのに，医療介入Bで出血，血栓イベントを起こしているということです．

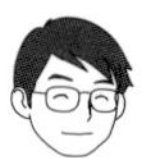
指導医： 良いところに気づきました．患者集団としては医療介入Ｂが有効かつ安全であっても，個別にみると医療介入Ａの方が，予後が良い症例がいてもランダム化比較試験では気がつかないのが問題点です．

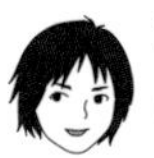
専攻医：医療介入Ｂにて予後の悪いヒトには医療介入Ａを使った方が良いということですか？

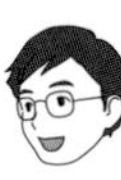
指導医： はい，個別の患者さんの予後をもっとも重視するわれわれ臨床の医師にとってはその通りです．問題は致死的な血栓，致死的な出血が医療介入Ｂで起こる症例を，われわれ個別の医師が事前に弁別する能力を持っているか否かということです．

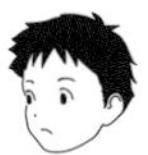
研修医：まだ，私には無理だと思います．まず，標準的な方法を学ぶのが第一です．

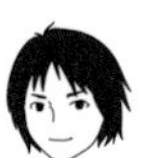
専攻医：なんとなく予後の良さそうな症例と悪そうな症例が感覚的にわかるようになっている気はするのですが，根拠をはっきりできません．

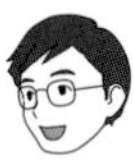
指導医： 君は，臨床医の感覚による個別的医療が可能と思いますか？

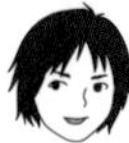
専攻医：断言はできないですが，可能な気がします．

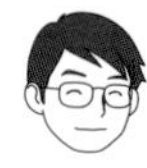
指導医： 私は医者を30年もしているので，感覚的に個別患者の特性を弁別できていると思っています．卒業したばかりの先生が診るより，私が診る方がイベントは少ないでしょうから自分の判断を「正解」と信じています．しかし，現在の科学の方法では自分の正しさを証明することができません．「正解」を選んでいると信じていますが，自分の選択を「正解」と論理的に証明できないのが問題です．

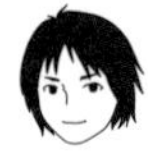
専攻医：診療ガイドラインには，ランダム化比較試験の結果に比較すれば，専門家の推奨はエビデンスレベルが低いとあるので，先生の経験の蓄積ではエビデンスに勝てないのではないですか？

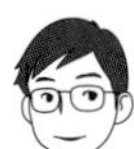

指導医：君たちはどう思いますか？　私は経験の有効性を示す方法がないだけの問題で，経験の蓄積には価値があると思いますが…….

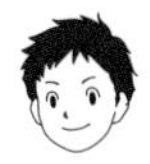
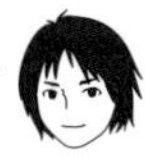

研修医，専攻医：「正解」と主張する根拠がないことには不安を感じます．

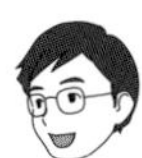

指導医：私は「正解」は一つではないと考えています．ランダム化比較試験のエビデンスを「正解」と主張できる条件も限局されています．図3のように，世界の人類を代表するサンプルの抽出がランダム化比較試験の結果の科学性の基準ですが，現実のランダム化比較試験では，たとえばアフリカから抽出される症例は皆無に近いですね．人類は均質と考えてランダム化比較試験をしているけれども，実際に登録される症例にはバイアスがあるということです．ランダム化比較試験の結果は，登録された症例群のなかでは「正解」かも知れませんが，人類一般の「正

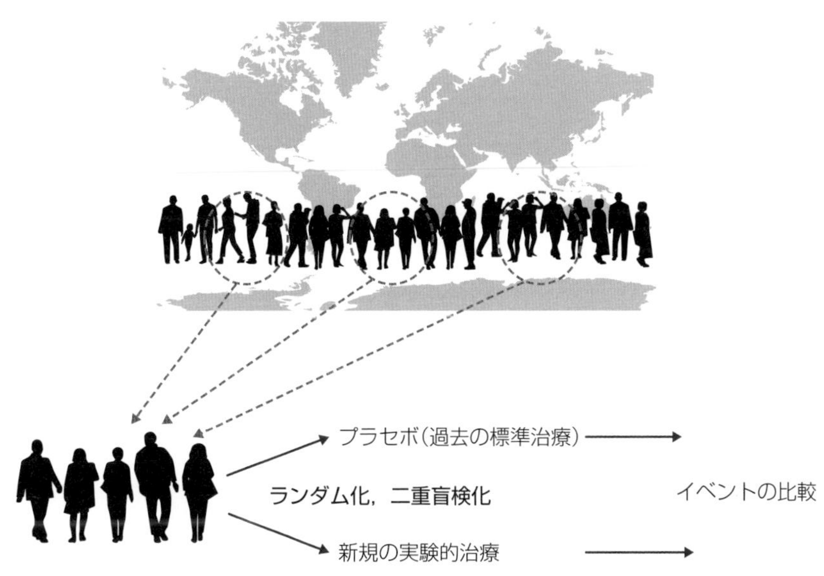

図3 ランダム化比較試験の問題としての登録バイアス

ランダム化比較試験の実施にあたって，人類の均質性が前提とされる．また，サンプルは全人類を代表することが前提となる．実際に，試験の登録はアメリカ，欧州，アジアの一部などから登録されている．ランダム化比較試験の科学としての一般性は決して高くない．

解」とは限りません．

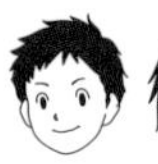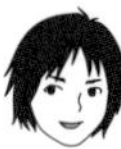

研修医，専攻医：ランダム化比較試験の結果が限局的条件のみでの仮の「正解」であることがわかってきました．

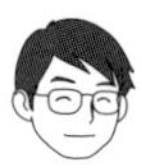

指導医：私は経験の積んだ医師に自ら信じる治療を最終選択して欲しいと思います．若い先生が，極端な選択をされると困るので診療ガイドラインにも一定の役割はあると思っています．診療ガイドラインは個別患者の「正解」とは限らないこと，推奨にあたってランダム化比較試験のエビデンスレベルが高いとされていますが，エビデンスレベルの高い治療が良い治療というわけではないこと，医療の対象である人体は複雑精妙な調整系で，誰もが「正解」不明のなかで頑張るのが医療であること，などを理解してもらったら嬉しいです．特に，血栓症の予防，治療に用いる抗血栓薬は，血栓イベントリスク低減効果と出血イベントリスク増加が同時に起こるので介入の決定は極めて難しいことを理解してください．血栓イベントも出血イベントも致死的な可能性があるので，予防，治療法の選択には全力を尽くしてもまだまだ不足した状況と理解してください．

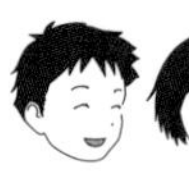

研修医，専攻医：わかりました．

CHAPTER

2 動脈系の血栓症と静脈系の血栓症から考える診断と治療の「正解」

A 動脈血栓症と静脈血栓症の違いは何か？

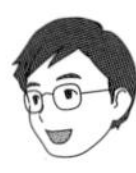

指導医：血管の中で血の塊ができて発症する疾病が「血栓症」です．

冠動脈，脳血管などの動脈にて血栓が形成される心筋梗塞，虚血性脳卒中などが動脈血栓症といわれます．下肢静脈血栓症，心房細動の左房内血栓などは静脈系の血栓症と総称されます．動脈血栓，静脈血栓ともに血管の中で血の塊ができることにより発症するとの視点では共通性があります．血栓症を動脈系の血栓症と静脈系の血栓症に分けることに意味があると思いますか？

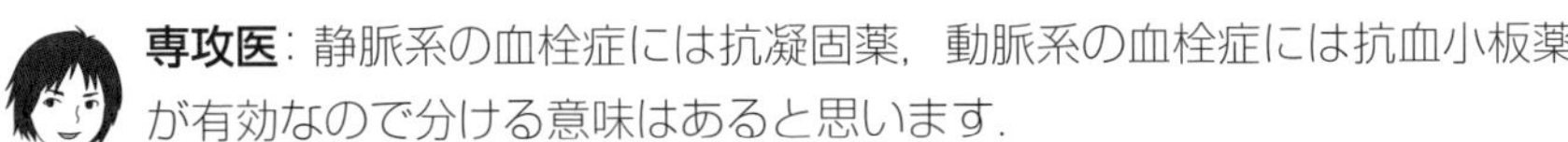

専攻医：静脈系の血栓症には抗凝固薬，動脈系の血栓症には抗血小板薬が有効なので分ける意味はあると思います．

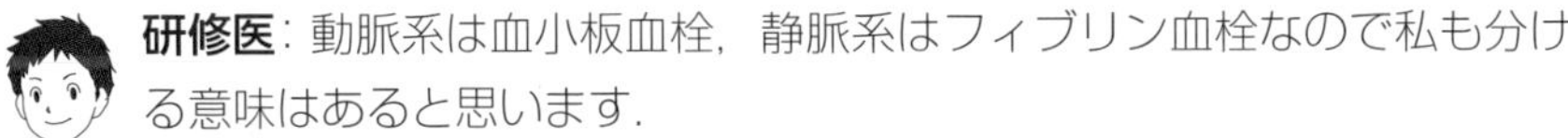

研修医：動脈系は血小板血栓，静脈系はフィブリン血栓なので私も分ける意味はあると思います．

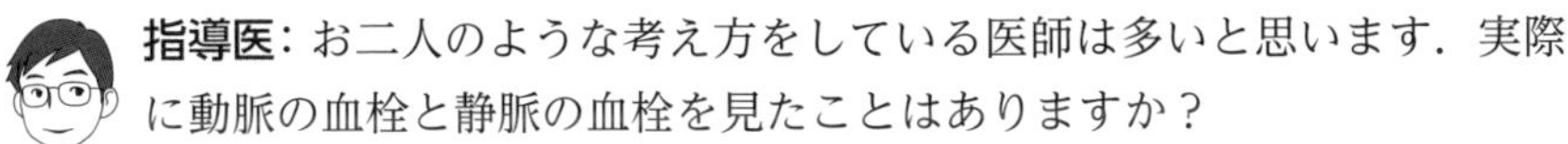

指導医：お二人のような考え方をしている医師は多いと思います．実際に動脈の血栓と静脈の血栓を見たことはありますか？

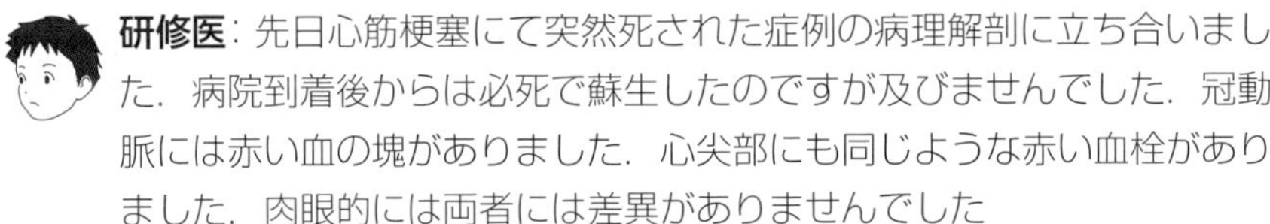

研修医：先日心筋梗塞にて突然死された症例の病理解剖に立ち合いました．病院到着後からは必死で蘇生したのですが及びませんでした．冠動脈には赤い血の塊がありました．心尖部にも同じような赤い血栓がありました．肉眼的には両者には差異がありませんでした

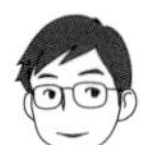

指導医：冠動脈の血栓は動脈血栓，心尖部の血栓は血流がうっ滞しているから静脈血栓ですね．両者に違いはありましたか？

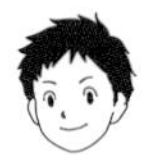

研修医：病理組織の標本も見ました．両方ともフィブリン血栓で大きな違いはありませんでした．細かく見ると血小板と炎症細胞が見える点でも両者は一致していました．

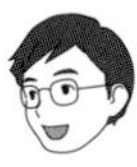

指導医：肉眼的にも病理的にも両者の差異は明確でないということですね．血管病理の先生も同じような認識（文献）を出しています．あえて差異を探すとするとどこに違いがありましたか？

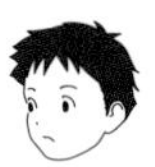

研修医：そう言えば冠動脈の血栓は小さく，心尖部の血栓は大きいことが印象的でした．

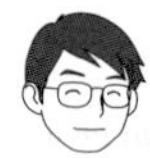

指導医：良いところに気づきました．血栓のサイズは動脈血栓と静脈血栓の本質的な差異です．血管の中で血栓が形成されるという観点では動脈血栓と静脈血栓には差異はありません．血栓の形成に血小板と凝固カスケードが重要な役割を演じるとの意味でも両者は同じです．最大の差異は，酸素供給を担う動脈系は小さな血栓でも血流を途絶すると虚血症状から疾病と認識され，酸素供給と関係のない静脈系では大きな血栓が特殊な症状を起こさないと疾病として認識されないとの相違です．

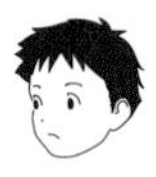

研修医：たしかに，患者さんは胸痛の症状ののちに搬送途中で心肺停止して来院されました．心エコー検査では心尖部の血栓は確認されました．心尖部の血栓の方が大きかったけれども，症状はなく，死後の病理解剖にて認識されました．末梢塞栓を起こさなかったのも，心尖部の血栓が認識されなかった理由かも知れません．指摘されると，血栓症としての症状がなくても体内に血栓ができている症例は多いのかも知れないと思います．特に静脈系の血栓は相当注意していないと見つからない可能性があります．

表1　動脈血栓と静脈血栓の相違

	動脈血栓症	静脈血栓症
症状	臓器虚血症状	血管圧排症状
血栓の構成成分	血小板，フィブリン	血小板，フィブリン
血栓のサイズ	小さい	大きい
リスク因子	喫煙，高血圧，糖尿病	安静，怪我，手術，入院

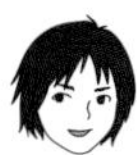

専攻医: 第 1 章にて「正解」は複数あるという議論がなされました.「血栓症」,「動脈血栓症」,「静脈血栓症」などの疾病も幅をもって認識する必要があるかも知れません.

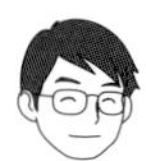

指導医: その通りです.「正解」に対象となるヒトによって幅があったように,「血栓症」,「動脈血栓症」,「静脈血栓症」などの定義にも幅があります.「疾病 Yes/No」の判断も，医者により患者によりまちまちです.症状が明確な心筋梗塞などの認識は比較的容易ですが，深部静脈血栓症の認識は難しいと思います.

私は臨床の医師として，症状があって困っているヒトを病気と認識しています．しかし，医師によっては無症候でも疾病と考えるヒトがいるかも知れません．狭心症の症状がなくても冠動脈 CT を施行して，冠動脈に狭窄があれば冠動脈疾患と診断する医師は皆さんの周囲にはいるのではないですか？　無症候でも冠動脈造影を行う，少しでも狭窄があればステントを入れる医師が米国では問題視されました[1)]．正直，症状が全くなくても冠動脈プラークがあれば，予後を悪化させるのでステント治療に価値があるかどうか，科学的には議論の余地はあるかも知れません．本当は良いのかも知れないけれど，経済的インセンティブのために過剰な医療を行うのは悪いのかも知れません．難しいところです.

入院症例に片っ端から下肢静脈エコーを施行すれば相当の症例に血栓が見つかるかも知れません．無症状の下肢静脈血栓は病気でしょうか？血栓症は疾患概念が比較的明確な疾患ですが，疾病の認識には幅があります．特に，よほど大きくならないと症状を惹起しない静脈血栓症では疾病認識の有無が抗血栓薬使用の有無とも直結するので注意が必要です.

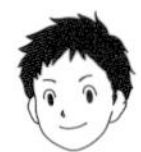

研修医: 下肢静脈エコーを多数施行することで具体的に困ることはありますか？

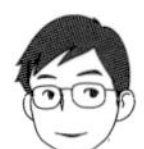

指導医: 質問に対する質問の答えで恐縮です．下肢静脈エコーで血栓が見つかると抗凝固薬を処方したくなりませんか？

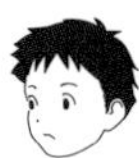

研修医: やはり，血栓を見つけたら抗血栓薬を処方すると思います．下肢静脈血栓であれば抗凝固薬を使うと思います．

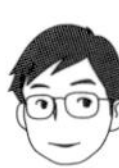

指導医: 下肢静脈エコーで見つけた無症候の下肢静脈血栓が一般的に症候性静脈血栓にならないのであれば，患者さんは無用の出血リスクに曝露されることになります．

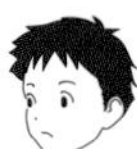

研修医: そう言われると，検査のしすぎは問題なのかも知れないと思うようになります．

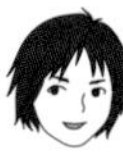

専攻医: 研修医には難しすぎるかも知れません．結果はわからないので，抗凝固薬を使って血栓にならなければ良かったし，抗凝固薬を使って出血したら悪かったということですね．

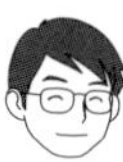

指導医: その通りです．個別の医師は個別の患者の予後がわからない環境で医療をしています．結果としてイベントがなければ良い治療，イベントが起これば悪い治療というのが正直なところです．

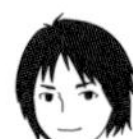

専攻医: 自分の経験だけでは個別症例の予後の予測ができないので，臨床エビデンスを重視するのではないですか？

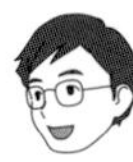

指導医: その通りですが，問題もあります．臨床エビデンスを構築するためには前向きコホート研究，ランダム化比較試験が重要と言われています．

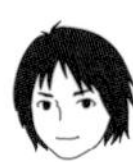

専攻医: そこはよくわかっています．

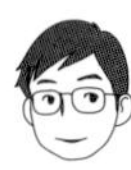

指導医: 静脈血栓症として国際共同研究を行うとしましょう．世界の多くが症候性の静脈血栓を登録して，日本では下肢静脈エコーで見つけた無症候の症例を多く登録したらどうなると思いますか？

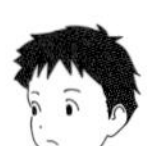

研修医: 世界と日本で登録する症例が異なるとなると結果を臨床エビデンスと考えるのが難しいのではないですか？

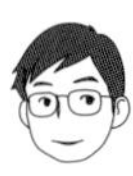

指導医: 症例登録基準を「画像診断にて静脈血栓が確認された症例」としても，下肢静脈近位部の血栓と，無症候のヒラメ静脈血栓では予後が違います．静脈血栓症の予後を示すエビデンス構築の困難性をご理解頂けましたか？

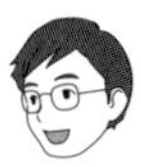

指導医: 国際共同研究を行うときに疾患の定義が明確でないと困ります．具体的に登録基準を「静脈血栓症」とした場合，欧米では症候性の症例のみを対象と考えます．日本では症候性の症例が少ないので，予定症例数を達成するために無症候の症例を静脈エコーで見い出す可能性があります．同じ「静脈血栓症」でも日本と欧米では予後も認識も全く異なることになります．実際は予後と認識が異なるのではなくて登録した症例が異なるのですが，大規模な症例を蓄積してしまうと最初の登録症例の差異はわかりにくくなってしまいます．

動脈血栓症（atherothrombosis: 動脈硬化・血栓性疾患）の国際共同前向き観察試験をしたときにも，日本から登録された症例は心血管死亡率が世界標準の半分で[2)]，なぜ日本の症例の動脈硬化・血栓性疾患の予後が良いのか議論になったことがあります．動脈硬化・血栓性疾患といえば欧米では冠動脈疾患が多いのですが，日本では脳血管疾患が多かったのが理由の一つと思います．

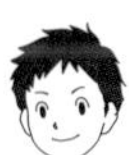

研修医: 同じ症例登録基準，除外基準を用いても同じような症例が登録されるとは限らないのですね．

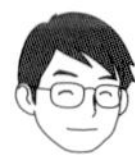

指導医: その通りです．前章で論じたランダム化比較試験への過度の依存時の問題の原因の一つになります．疾病の認識を統一することは困難です．動脈硬化・血栓症の観察期間を4年間に延長したら，日本からの

症例登録は観察期間内に動脈硬化・血栓イベントの発症率を下げる独立因子になってしまいました[3]．結果を素直に解釈すると，日本から登録された動脈硬化・血栓症は世界と異なる予後の疾患ということになります．世界が均質との前提でランダム化比較試験を行うのですが実際の世界は不均一かも知れません．

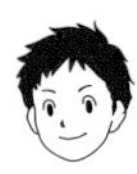

研修医：なぜ，日本の症例の予後が良いのですか？

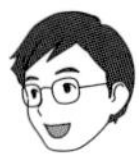

指導医：理由は必ずしも明確ではありません．全体像をみれば，日本は世界に冠たる長寿国家です．日本のシステムが健康・長寿に向いているのでしょう．個別の因子についてはわかりません．動脈硬化・血栓性疾患のみでなく，非弁膜症性心房細動を世界各国から登録して予後を観察した前向き観察研究でも，非弁膜症性心房細動の一番頻度の高いイベントである総死亡率[4]が日本では低いことが観察されました[5]．医師が良いのか，患者さんが良いのか，社会システムが良いのか，軽症例を多く登録しがちなのか，細かくわかりませんが，日本の患者さんにとっては安心材料と思います．

JCOPY 498-13440

B 静脈血栓症と「正しい」治療・薬剤選択

(1) 深部静脈血栓症

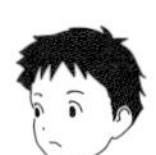
研修医: 入院している患者さんの下肢のエコーをするとヒラメ静脈の血栓が意外に多くて抗凝固薬の使用に迷っています.

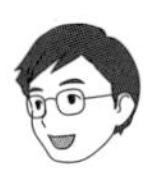
指導医: 小さな無症候性の血栓に対する抗凝固介入の判断は難しい問題です. 無症候ということは, 患者さんは今困っていません. 先生がたまたま施行したエコー検査で見つかったとはいっても, エコー検査をしない先生に当たれば見つからなかったわけです. 小さな血栓は今後成長して症候性になるかも知れないし, そのまま収束してなくなってしまうかも知れません. 体内における血栓の動態は意外に知られていません.

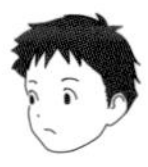
研修医: 無症候の静脈血栓を一生懸命探すことに価値はないのでしょうか?

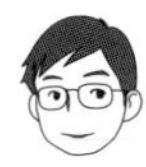
指導医: 正直, 今の段階ではわかりません. 全く別の疾患ですが, 日本人における胃癌の死亡率の推移を考えると静脈血栓スクリーニングの意味の理解に役立つかも知れません. われわれは検査を中立的に行っていると誤解しがちですが, 実態として医師は陽性になりそうな症例を選択して検査を行なっているのが普通です.

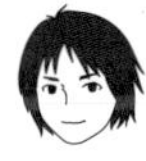
専攻医: ちょっと意味がわかりませんが…….

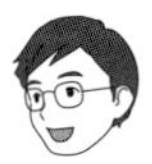
指導医: 日本人の死亡の原因としてがんが多いことはわかりますね. 日本でがんが多いという実態を踏まえて, 胃癌の早期発見を目指す検査を健診として多く行うようになります.

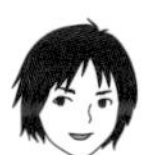
専攻医: たしかにバリウムによる胃の造影検査が健診項目に入っているのは違和感があります.

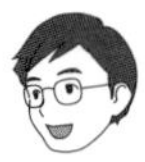

指導医：過去において，日本人の死亡に至る病気として胃癌のインパクトが大きい時代がありました．胃癌が見つかりそうだから胃癌の検査をするという論理です．

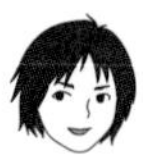

専攻医：なるほどわかるような気がしてきました．

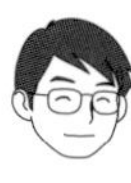

指導医：バリウムは苦いし，検査のリスクもゼロではありません．実際に日本の胃癌が多い時期には，それらのリスクを踏まえても胃の造影を行う意味がありました．行政官になって健診に予算を使うとなれば，当たる可能性の高い疾病を見い出せる検査を選択するでしょう？

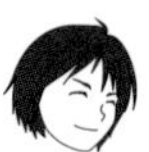

専攻医：そう考えるとわれわれの診療における各種の検査もバイアスされているということですね．

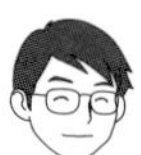

指導医：その通りです．胸痛や動悸で受診する循環器の患者さんは心電図，心エコー図の異常の確率が高いので，これらの検査をすることになります．社会における各種疾病のインパクトは時々刻々と変化していきます．ピロリ菌の発見と除菌が普遍化してバリウムの胃造影の健診における価値は減少しています．がんの中でも肺癌，大腸癌の割合が増えているので，ピロリ菌が陰性であれば，バリウム，胃カメラを飲むよりも胸部 CT を行った方が社会的価値は高いかも知れません．

私は臨床医としての自分の好みとして「症状のある」ヒトを医療の対象と考えています．それゆえに，無症候の静脈血栓症を積極的に見い出すことに個人的に価値を見つけていません．他の考えのヒトもいるかも知れません．

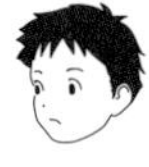

研修医：なるほど．日本では静脈血栓症は欧米に比較して少ない状況でも検査を多く施行すると偽陽性が増えてしまうというわけですね．どんな疾病でも早期発見，早期治療の意義があると単純に考えてしまいました．たくさんの症例に一律に検査をすることは良いことばかりではないのですね．

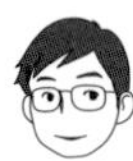

指導医：私はそう思います． 表2 をよく見てください．

表2　検査の陽性，陰性と疾病の有無

	疾病 Yes	疾病 No
検査陽性	A	B
検査陰性	C	D

検査の陽性，陰性の基準はヒトが決めることが可能です．疾病の Yes，No の判定は検査の陽性，陰性よりも難しいことはわかりますか？

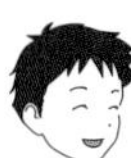

研修医：はい．下肢静脈エコーで見つけた無症候の静脈血栓は，検査としては陽性だけれども，症候性の静脈血栓を病気と考える視点では，疾病は No かもしれないという意味ですね．

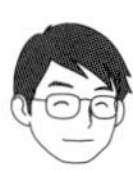

指導医：その通りです．われわれの医療は常に医療者によってバイアスされています．われわれも普遍的科学的医療を行いたいと思っているのですが，個人を原子のように全くバラバラと考えるとうまくいきません．われわれ医師が病気らしいと考えるか否かによって病気のあり方も変わってくることを理解しておくことは大切です．

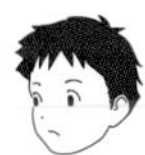

研修医：医療には完全な客観性がないのですね．

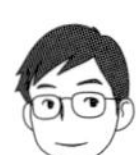

指導医：皆が客観的データを作る努力をしているけれども，実際に客観的なデータを作ることは容易ではないということです．

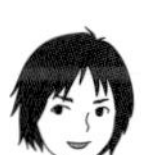

専攻医：情報を医師のみが独占するのではなくて社会で共有すべきとの議論がありますが…….

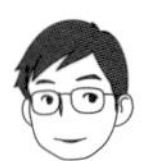

指導医：情報公開は大切です．しかし，専門家の医師として，公開された情報にもバイアスがあることを理解することはもっと大切です．

医学を科学として後進に教えるときに，個別の医師による認識のバイアスの問題を理解していないと「ともかくガイドライン通りにしなさい」などになってしまいます．

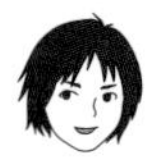

専攻医：検査の偽陽性，偽陰性の問題も確認しておきたいと思います．さきほど，先生が示された表にて，B が偽陽性の症例，C が偽陰性の症例になります．検査の感度は検査陽性（A＋B）のうち，疾病陽性 A の割合：A/（A＋B）×100% です．特異度は疾病陰性（B＋D）のうち，本当に疾病がない B の割合です．B/（B＋D）×100% と表現されます．

表3　検査の陽性，陰性と疾病の有無

	疾病陽性	疾病陰性	
検査陽性	A	B	A + B
検査陰性	C	D	C + D
	A + C	B + D	総数

感度，特異度などというといかにも科学的にみえます．「検査の質」が感度，特異度の規定因子であるように錯覚します．「検査の質」が低くても，検査対象症例を選択する「医師の質」が高ければ感度，特異度は向上し，医者の質が低ければ低下します．疾病陽性，陰性の判断が個別の医師ごとに幅があり，名医は本当の病気を選んで検査をするので，感度，特異度が高くなり，ヤブ医者は本当の病気でない人を多く検査して感度，特異度を下げてしまいます．経験を積んだ医師と若い医師では，同じ検査をしてもその検査の感度，特異度が違う理由がわかりましたか？

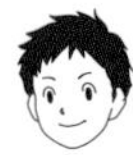

研修医：経験を積んだ先生はより病気らしいヒトを選択して検査しているということですね．

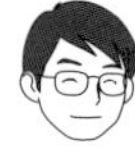

指導医：その通りです．何も考えずに all comer に検査をすれば各種検査の感度，特異度は検査ごとに決まると思います．しかし，検査可能な数には限界があります．静脈血栓エコーは時間のかかる検査です．事前に，陽性になりそうな症例を選択して検査をしないと病院の検査部門が破綻してしまいます．疾病陽性らしいヒトをあらかじめ医師が人間の脳にてスクリーニングしてしまえば，C が減るので偽陰性が減ります．疾病がなさそうなヒトに検査をしなければ B が減少するので，偽陽性が減ります．検査の感度，特異度が医師の成熟度に影響をうけることはよく理解しておく必要があります．

JCOPY 498-13440

効率的に検査をするためには，検査をする前に疾病の pre-test probability を考える必要があります．pre-test probability というと難しそうですが，ようするに，病気の可能性の高いヒトに限局的に検査をするという意味です．どのような臨床研究を科学的に立派にデザインしても，臨床現場において医師は各種のバイアスのもとで検査を行い，各種のバイアスの影響を受けて治療をしています．医学研究が，物理学などのハードなサイエンスと異なるところです．

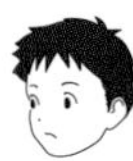

研修医：下肢静脈エコーによる血栓の診断の感度，特異度は比較的高いと思っていました．それでも感度，特異度が 100% でないことに注意が必要なことは理解しました．見落としは問題でも，見つけすぎには問題が少ないようにも思いますが…….

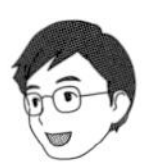

指導医：静脈血栓ありと診断すると，予防，治療のために抗凝固薬を使いたくなります．抗凝固薬の使用により確実に重篤な出血合併症は増加します．本来必要のない症例に過剰に抗凝固薬を使用することにより個人的には重篤な出血合併症のリスクに曝露される症例が増えることになり，社会的にも本来起こらなかった重篤な出血イベントによる損が大きくなることを理解する必要があります．

同じ感度，特異度の検査をする場合でも，病気がある可能性が高い集団に使用する場合と，病気のある可能性が低い集団に使用する場合では，実質的な診断の確実性が違うことも理解してください．日本人は一般に症候性の静脈血栓症が少ない国柄です．日本の症例に静脈血栓のスクリーニングを行い過ぎると偽陽性の症例への抗凝固薬の過剰投与のリスクが多いことに注意が必要です．

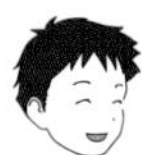

研修医：検査は良いことと思っていたので，今回は勉強になりました．しかし，臨床医学とは奥が深いのですね．

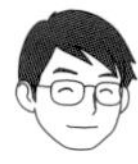

指導医：はい，近年コンピュータの処理速度が高速化し，人工知能の医療応用も現実段階に入りました．能力の向上したコンピュータと比較したときの人の脳の優れた特性としての「直感」が再認識されています．経験の蓄積により，瞬時に疾病合併リスクの高い症例を見い出す人間の

脳の能力の素晴らしさが再認識されています．臨床医の「直感」を科学的に検証する方法を確立したいと思っています．

(2) 心房細動の血栓症

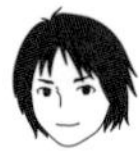

専攻医：心房細動の左房内血栓も静脈血栓と認識しています．

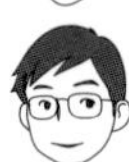

指導医：これは下肢静脈血栓よりも難しい課題ですね．

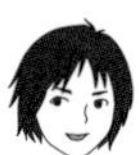

専攻医：心房細動の症例では左房内血栓の塞栓による重篤な脳血栓塞栓症の発症が多いので抗凝固薬が必須と考えています．

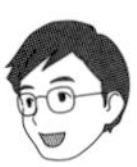

指導医：下肢静脈血栓では静脈血栓の有無を見る下肢静脈エコー，あるいは造影 CT のような画像検査がありましたね．心房細動では，左房内血栓の有無を確認する画像検査がありますか？

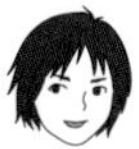

専攻医：経胸壁エコーでは見つけられないと思います．といって，抗凝固薬の可否を決めるために経食道エコーをするのもためらわれます．

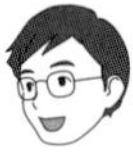

指導医：心房細動の左房内血栓については，左房内血栓陽性，陰性を推測する検査法すら確立されていません．心房細動にて左房内血栓があるから抗凝固薬，ないから抗凝固薬なし，とされているわけではありませんね．

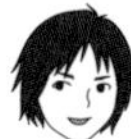

専攻医：おっしゃるように，心房細動の左房内血栓は下肢静脈血栓よりも診断が難しいですが，抗凝固薬の使用にはためらいがありません．

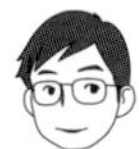

指導医：つまり，君は左房内血栓があるから，抗凝固薬を使用しているのではなくて，心房細動だから抗凝固薬を使用しているのですか？

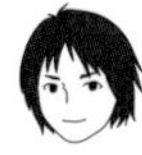

専攻医：真剣に考えたことはありませんでした．左房内血栓の有無を抗凝固薬使用の指標にはしていません．心房細動があると左房内血栓があるかもしれないと考えて抗凝固薬を使っていたのかも知れません．

JCOPY 498-13440

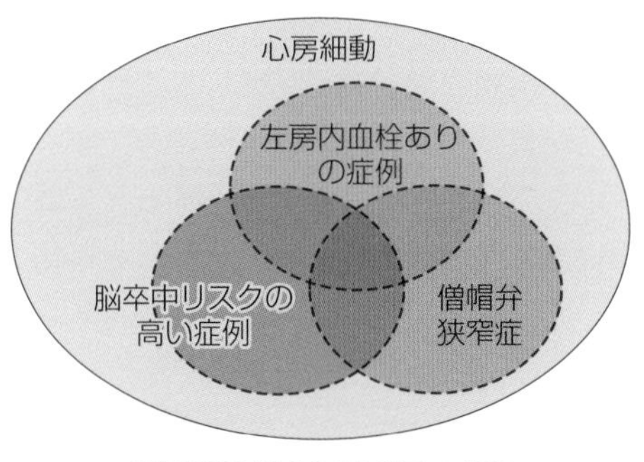

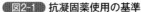

図2-1 **抗凝固薬使用の基準**

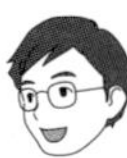

指導医: 多くの臨床医は 図2-1 のような基準で抗凝固薬を使用していると思います．無論，エコーにて左房内血栓が見えたら抗凝固薬を使用するでしょう．僧帽弁狭窄症の心房細動も血栓イベントリスクが著しく高いので抗凝固薬の使用に躊躇はないと思います[6)]．

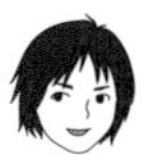

専攻医: それらの症例は抗凝固薬としてワルファリンを使用するという意味ですね.

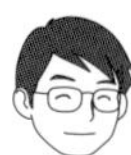

指導医: その通りです．血栓リスクの著しく高い症例に可逆的かつ1つの凝固因子に選択的なトロンビン阻害薬，Xa阻害薬を使う勇気はありません

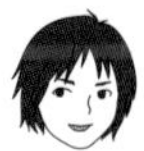

専攻医: 図2-1 のうち,「脳卒中リスクの高い症例」に抗凝固薬を使うということで良いですか？

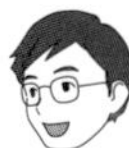

指導医: はい．心房細動では長期の観察期間内に脳卒中が多いことはFramigham研究が示した事実です[7)]．

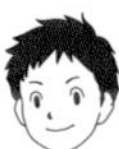

研修医: 心房細動では非心房細動に比較して5倍も脳卒中が多いという研究ですね.

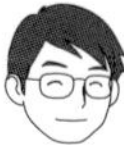

指導医: その通りです．5倍という数字にはインパクトが大きいですね.

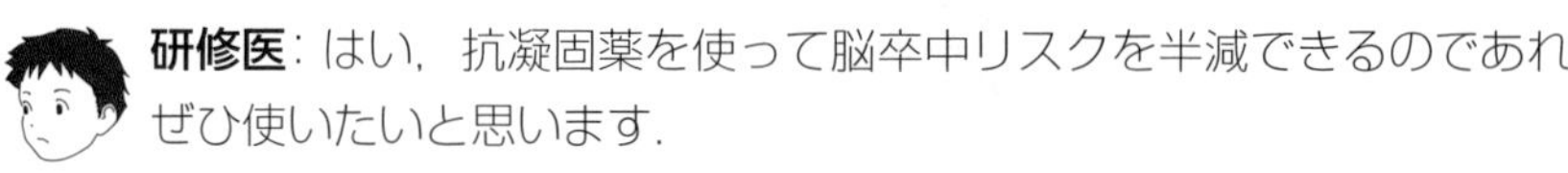

研修医：はい，抗凝固薬を使って脳卒中リスクを半減できるのであればぜひ使いたいと思います．

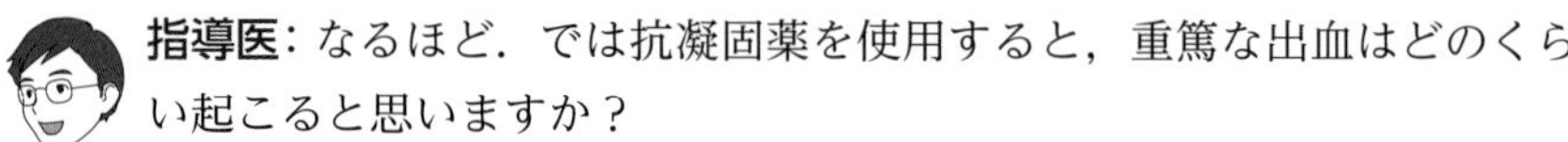

指導医： なるほど．では抗凝固薬を使用すると，重篤な出血はどのくらい起こると思いますか？

専攻医：ワルファリンは標的 PT-INR によって出血リスクが異なると思います．

指導医： その通りです．熟練した臨床医でも年間 0.2～0.5% には頭蓋内出血が起こると報告されています[8)]．新規の経口抗凝固薬の開発試験のワルファリン群の標的 INR の 2～3 とすると，重篤な出血は 2～3%，頭蓋内出血は 0.5～0.7% でした[9～12)]．

研修医：頭蓋内出血が年間 100 人に 1 人よりも少ないのであれば問題ないのではないですか？

指導医： そう思いますか？　輸血や入院が必要な出血を入れれば年間 2-3% ですよ．

研修医：でも，脳卒中リスクが 5 倍では仕方がないのではないですか？

指導医： 洞調律の症例の 5 倍脳卒中が起こることよりも，心房細動症例の年間の脳卒中発症率そのものの方が重要と思いませんか？

研修医：それはどのくらいですか？

指導医： 心房細動の脳卒中リスクが洞調律の 5 倍とした Framingham 研究では，年間の心房細動症例の脳卒中発症率を 2% 程度と報告しています[7)]．

研修医：では，抗凝固薬によりリスクを半減できても，出血リスクの方が大きくなりませんか？

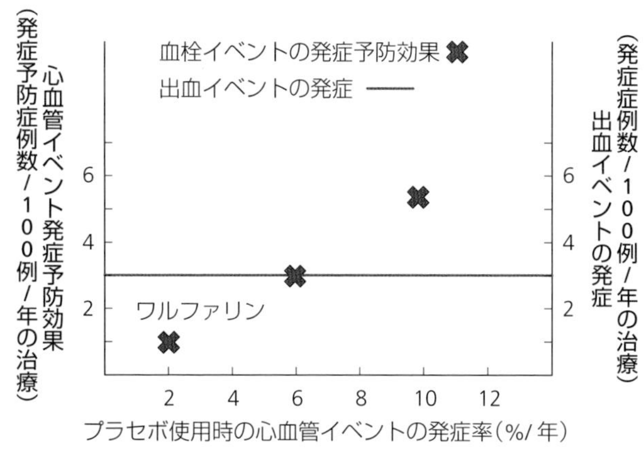

図2-2 抗凝固薬によるメリットとデメリットのバランス

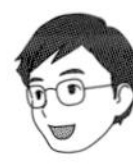

指導医：その通りです．だから，図2-1のように脳卒中リスクの高い症例を選別する必要が出てきます．図2-2を見てください．横軸はプラセボ使用時の血栓イベントリスクで右に上がるほど高くなります．左に血栓イベントリスク，右に出血イベントリスクの軸をとっています．いわゆる直接抗凝固薬（Direct Oral Anti Coagulants：DOAC）は標準化が可能です．重篤な出血イベントの発症率は年率2-3%でしょう．仮に点線で出血イベントリスクを年間3%としています．抗凝固薬を服用すると血栓イベントリスクを半減できると仮定して，抗凝固薬にて得をするのはプラセボ使用時の血栓イベントが6%以上の症例のみです．

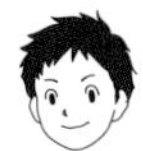

研修医：心房細動一般の脳卒中発症率が年率2%では，抗凝固薬の損の方が大きいですね．

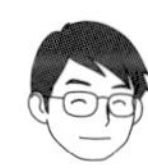

指導医：はい，重篤な出血との比較でいうとその通りです．頭蓋内出血は0.5%程度なので頭蓋内出血との比較でいえば抗凝固薬は得ともいえます．本書のテーマでもあるのですが，「何が正しいか？」を決めることが極めて困難であることを示す好例と思います．重篤な心原性脳塞栓を起こした人は「なぜ，抗凝固薬を使ってくれなかったのだ」と怒りを感じるでしょうし，抗凝固薬にて頭蓋内出血した人は「なぜ，安易に抗凝

固薬を使ったのだ」と怒るでしょう．最適バランスを目指して医療をするのですが，最適バランスでも重篤なイベントがゼロではないことを社会のコンセンサスにする必要があります．

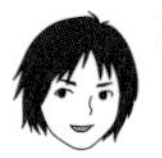

専攻医：そのバランスをとるために$\mathrm{CHA_2DS_2}$-VASc scoreによる脳卒中リスクの層別化が役立つのですね．

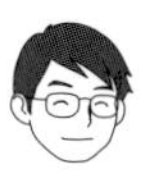

指導医：その通りです．$\mathrm{CHA_2DS_2}$-VASc score を復習しましょうか？

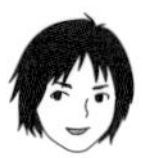

専攻医：C は心不全（congestive heart failure），H は高血圧（hypertension）でこれらのリスク因子があるときには 1 点とします．$\mathrm{A_2}$ は年齢（age）で 65〜74 歳には 1 点，75 歳以上には 2 点を付加します．D は糖尿病（dibetus mellitus），S は脳梗塞，一過性脳虚血発作の既往，V は血管病（vascular disease），Sc は女性（sex category）で各 1 点となります．

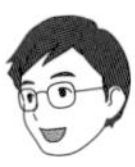

指導医：その通りです．年齢，性別は揺らぎがないと思いますが，心不全，高血圧，糖尿病，血管病の Yes/No には多少の揺らぎがあります．$\mathrm{CHA_2DS_2}$-VASc score が 2 点以上とか，1 点以上とか，適応に関する議論はあります．パラメーターの定義に揺らぎがあるので，点数を厳格に運用しようとしてもうまく行きません．「脳卒中リスクのある」心房細動に限局して抗凝固薬を介入しようとする精神の方が大事です．

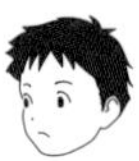

研修医：非弁膜症心房細動では脳卒中リスクのある症例に介入する精神はわかりました． 図2-1 のうち僧帽弁狭窄症と左房内血栓の症例にはワルファリンを使用するのも理解できます．「心房細動」の中でも「脳卒中リスクのある」心房細動は少ないのではないですか？

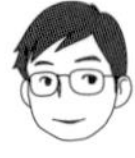

指導医：「脳卒中リスクのある」心房細動の認識に個人差があるので，心房細動の多くに「脳卒中リスクがある」と考える人と，少数に「脳卒中リスクがある」と考える人がいます．個別の医師の経験ごとにリスクの認識が異なるので標準化は難しいと思います．

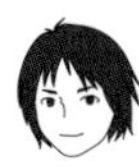

専攻医：神経内科の先生は「心房細動」が脳卒中の重要な規定因子と考えておられるようです．全例抗凝固薬を使う指導医が多かったと思います．

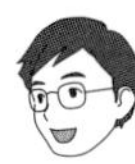

指導医：神経内科では，脳卒中を起こした「心房細動」，すなわち，CHA_2DS_2-VASc score 2点以上の人をみているので，神経内科の先生のお気持ちはわかります．われわれは逆に「心房細動」があっても脳卒中になっていない症例を多くみているので，抗凝固薬は不要と考える場合が多いのでしょう．つまり，対象としての集団に同じ「心房細動」という名前がついていても，神経内科，脳外科のみている症例と循環器，一般開業医のみている症例は別物なのでしょう．

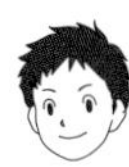

研修医：「心房細動」の名前でも，脳卒中リスクについて，別の病気くらいにばらつきがあることがわかりました．診療ガイドラインによる医療介入の標準化が簡単ではないことがわかりました．

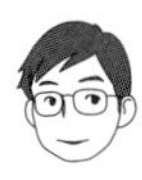

指導医：標準化とは疾病ごとに治療法の1つを正解とする発想ですが，疾病は難しすぎてヒトの頭脳では標準化は容易ではないことをわかってもらえば良いと思います．

さらに付け加えると疾病ごとの標準治療の確立を目指すランダム化比較試験では新薬の有効性評価，安全性評価のためのエンドポイントを事前に決めるルールになっています．心房細動を対象とした抗凝固薬の開発試験では「脳卒中・全身塞栓症」を有効性のエンドポイントに設定しました．しかし，試験をやってみると，もっとも頻度の高いイベントはむしろ「死亡」であることがわかりました[12)]．心房細動は心不全とも合併するので，心不全死・突然死が多いことを考えるべきでした[4,13)]．血栓症が重要と考えてランダム化比較試験を行ったらもっと多発するイベントに気づいたということです．他にもっと重要なことがあったということです．臨床医学は本当に難しいですね．

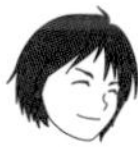

専攻医：心房細動の抗凝固治療でこんなに深い話になるとは思いませんでした．ありがとうございます．

C 動脈血栓症と「正しい」治療・薬剤選択

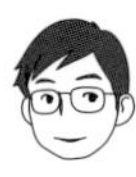

指導医: 静脈血栓症が無症候でも診断されることが多いのと比較すると動脈血栓症は症候性が多いと思います．診断の時間，空間分解能が高まり，無症候の動脈血栓が見つかる場合も増えました．頸動脈エコーを施行して，技師に「プラーク周囲に血栓を認める」などと記載されると抗血栓薬を始めたくなると思います．皆さんはどうしていますか？

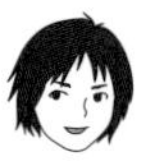

専攻医: 私も外来を始めたので高齢者，脂質異常症，糖尿病などのリスクの重複する症例に対して頸動脈エコーを施行するケースが増えています．プラークに血栓があると診断される症例もあります．私の場合は抗血小板薬としてアスピリンかクロピドグレルを使用しています．

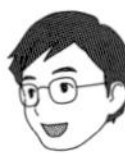

指導医: 適切な判断と思います．頸動脈エコーで血栓があったから抗血小板薬を使用しているのですか？　臨床的にリスク因子が多いので抗血小板薬を使用しているのですか？

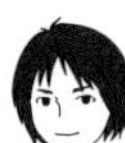

専攻医: そう言われると，血栓が見えなくても頸動脈病変の症例には抗血小板薬を使っているケースが多いと思います．

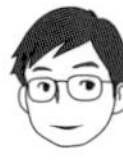

指導医: つまり，検査における血栓の有無よりも，検査にかかわらずpre-test probabilityとしての血栓イベントリスクの高い症例の抗血小板薬を使用しているのですね．

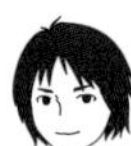

専攻医: そう言われると，そうなのかも知れません．あまり，自分の決定の根拠について十分に考えたことはありませんでした．

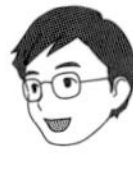

指導医: Yes/Noの明確な英語で考える欧米人の発想が論理的であるのに対して日本語には微妙なニュアンスがあります．多くの情報を論理的に重み付けせずに，臨床のdecision makeに使用しているのだと思います．論理的に考えていないことが結果の良い治療につながる可能性もあります．

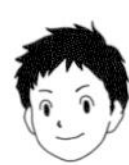

研修医: pre-test probabilityというのが「確率」という数値というよりも「雰囲気」的な病気らしさと考えるわけですね.

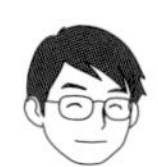

指導医: そう,「雰囲気」です. 欧米人に伝えることは難しいけれど, 日本の良い医者になるためには患者さんの「雰囲気」を読む必要があります. 欧米人であればpre-test probabilityを論じるためには疾病Yes/Noを明確に定義する必要があると考えるでしょう. 疾病Yes/Noの定義を明確にしないと検査の感度, 特異度も不明ですから. 日本語は曖昧なので, 治療に責任を持つ個別の医師が各々主観的に疾病を捉えても大きな問題は起こりません. 動脈血栓症は静脈血栓症よりは明確と思いますが, 精密に疾病Yes/Noの定義をしようとすると難しいのが実態です.

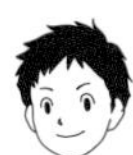

研修医: 臓器を灌流している動脈系の血栓症は臓器虚血症状のある血栓症とすれば比較的容易に定義できるのではないでしょうか?

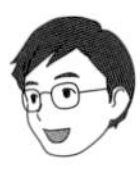

指導医: たしかにその通りです. しかし, 頸動脈エコーのように各種検査の時間的, 空間的分解能が向上すると, 臓器虚血症状のない動脈血栓も見つかってくると思います. 中枢神経症状はないけど, 頸動脈エコーにて血栓陽性の症例は動脈血栓症ですか?　無症候なので動脈血栓症ではないと思いますか?

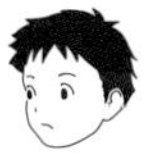

研修医: そう言われると自信がなくなります. 抗血小板薬を処方すれば動脈血栓症, 処方しなければ動脈血栓症ではない, ではいかがでしょうか?

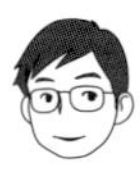

指導医: 科学的論理としてはおかしな話ですが, 医学の実態としてはそれも一つの判断の基準と思います. 医師が抗血小板薬の必要な動脈血栓症と思ったから動脈血栓症ということですね. 論理的に完全な整合性を目指す域まで十分に進歩していないのが医学の実態と私も思います.

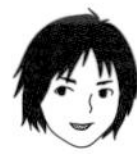

専攻医: 静脈血栓症に対して抗凝固薬を処方するよりも, 動脈血栓症に対しての抗血小板薬処方のハードルは低い気がします. やはり, 動脈血栓症の診断が静脈血栓症より確かだからでしょうか?

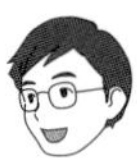

指導医: 臓器虚血の症状があれば，その通りと思います．臓器虚血の症状がなくても抗血小板薬の処方の心理的ハードルが低いのは，抗血小板薬では副作用の重篤な出血イベントリスクが抗凝固薬より少ないことがあると思います．

表4　抗血小板薬と抗凝固薬の差異

	抗血小板薬	抗凝固薬
標的	血小板	凝固カスケード
抗血栓効果	弱い	強い
重篤な出血イベント	少ない	多い

血小板は複雑な細胞なので，活性化に至る経路の一部を阻害して，完全に機能喪失させることは困難です．血液凝固系も複雑ですが，細胞に比較すれば単純です．凝固因子の機能喪失による出血は重篤です．

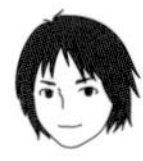

専攻医: いわゆるDOACは出血が少ないと言われていますが…….

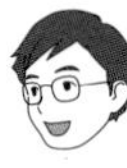

指導医: そう思いますか？　日本語は曖昧ですが，英語では多い，少ないというときには比較対象が必要です．DOACはPT-INR 2-3を標的としたワルファリン療法より出血が少ないことを開発試験にて示しました．アピキサバンではアスピリンと比較した臨床試験が施行されましたが途中で中止されています[14]．DOACと抗血小板薬の出血リスクを比較した試験はありません．当然ですが，DOAC非使用時より出血リスクは高く，重篤な出血が年間2-3%に起こります．

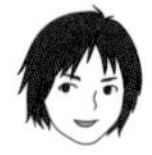

専攻医: 出血が多い，少ないとの議論も比較の対象により正解が複数あるということですね.

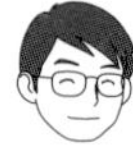

指導医: その通りです．臨床医は噂ではなくて，自らの責任において個別症例において「出血リスクが高いか，低いか？」の判断を個別に行う必要があります．

抗凝固薬の年率2-3%に比較すると，抗血小板薬による重篤な出血リスクは年間0.2-0.5%程度です[15,16]．出血リスクの少なさが抗血小板薬処方のハードルが低い理由と思います.

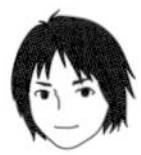

専攻医: 冠動脈インターベンション後にアスピリンとクロピドグレルを併用すると出血リスクが増えると思います. 抗血小板併用療法の出血リスクはいかがですか？

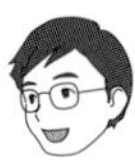

指導医: 冠動脈インターベンションでは血管壁が損傷します. ステントを入れると血流障害も起こります. 体内に著しい血栓性亢進が起こるので, 各種抗血栓薬が試されました. 経験的にアスピリンとチクロピジンの併用により血栓イベントが激減しました[17]. その結果, 冠動脈インターベンション後, 特にステント後には抗血小板併用療法が普及しました.

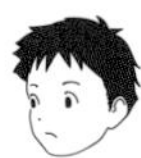

研修医: チクロピジは聞いたことないです.

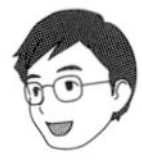

指導医: チクロピジンはチエノピリジン骨格を有する抗血小板薬です. チエノピリジン骨格を 図2-3 に示します. 今のクロピドグレル, プラスグレルの先祖です.

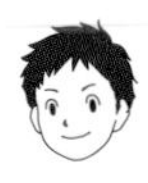

研修医: この薬は何をしているのですか？

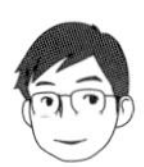

指導医: チクロピジンはアスピリンと作用の異なる抗血小板薬として世界で広く使用されました. 作用メカニズムは長らく未知でした. 汎血球減少, 血栓性血小板減少性紫斑病 (thrombotic thrombocytopenic purpura: TTP) などが起こるのですが, ステント血栓を激減させるの

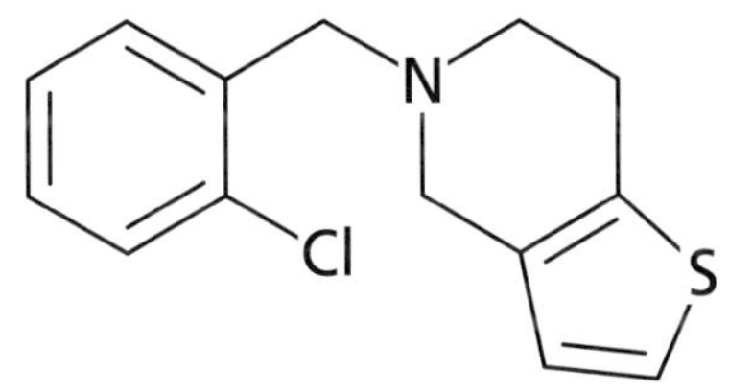

図2-3 チエノピリジンの骨格

で広く拡がり始めました．有効性を維持して，安全性を改善したクロピドグレルが開発されたのちは，急速にクロピドグレルに転換されていきました．

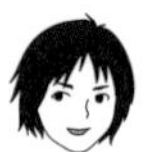

専攻医: ステント血栓の予防のエビデンスを示したのはチクロピジンで，クロピドグレルのエビデンスはないのですか？

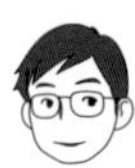

指導医: ステント血栓についてはその通りです．ステント血栓はステントの留置による医原性合併症でしょう？

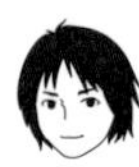

専攻医: そうかも知れません．

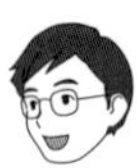

指導医: 君が薬剤の認可承認を担当する政府の担当官だったら，医原性の合併症を予防する薬剤を承認したいですか？

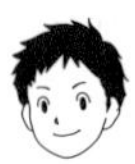

研修医: 医原性合併症予防というのは薬剤の適応症としても変ですね．

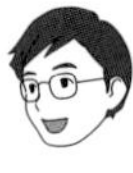

指導医: そこで，クロピドグレルは，ステント治療を受けることが多くなっていた「急性冠症候群」の予防，治療を標的とした適応取得試験を施行しました[18)]．エビデンス重視と言われながら，医療の実態は必ずしもエビデンスを反映するものではありません．多くのインターベンションの先生は急性冠症候群の有無にかかわらず，ステント血栓の予防を目的としてクロピドグレルを使ってきました．ステント血栓予防のエビデンスはチクロピジンにおいて明確なのに，です．

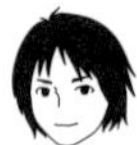

専攻医: クロピドグレルは肝臓で代謝されて活性体ができるそうですね．代謝にはチトクローム P450 が関与していると聞いています．

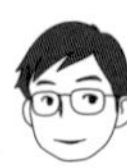

指導医: われわれが使っている薬剤の多くはチトクローム P450 などにより代謝されています．なぜ，クロピドグレルについてのみ君もチトクローム P450 のアイソザイムの違いを気にするのですか？

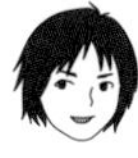
専攻医：チトクロームP450のうち，CYP2C19の遺伝子型がクロピドグレルの活性体産生を規定していて，poor metabolizerは効果がないからです．

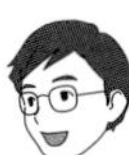
指導医：今の一言で，君は医学の基本原理を転換させようとしていることに気づいていますか？

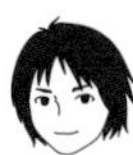
専攻医：そんな大それたつもりはありませんが…….

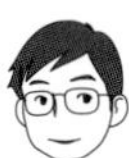
指導医：今の医学の世界では，人類の均質性を前提としたランダム化比較試験のエビデンスを重視していますね．

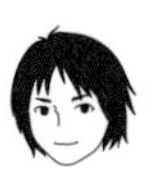
専攻医：はい．

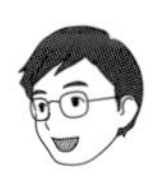
指導医：CYP2C19の遺伝子型は個体差ですね．EBMの世界では個体差を一切考慮しないのがルールです．患者を均質な集団と考えるので，ランダム化比較試験による標準治療の転換が可能となるわけです．各種抗血小板薬開発のランダム化比較試験ではCYP2C19の遺伝子型を年齢，性別のように標準化していましたか？

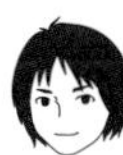
専攻医：いえ，CYP2C19の遺伝子型は標準化されていません．なぜ，他の薬については遺伝子型を考えないのにクロピドグレルでは私は遺伝子型を考えたのでしょうか？

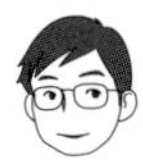
指導医：不思議ですね．医師の疾病に対する認識も個人ごとにバイアスされていたし，薬剤に対する認識もバイアスされているようですね．バイアスの原因を考えてみましょうか？

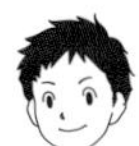
研修医：卒業して勤務するようになって，医薬品メーカーの営業との交流がとても増えました．これはバイアスの一つの因子でしょうか？

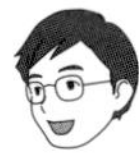
指導医：良いポイントですね．医薬品メーカーは世界から優秀な人材が集まる会社です．営業担当でも高度の学歴とスキルのある人しかいない

と思いますよ．君のような若造が近づけるレベルではないのに，なぜ接点が多いと思いますか？

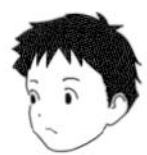
研修医: 自分の会社の薬を使わせるためでしょうか？

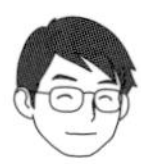
指導医: それ以外には優秀な大の大人が君のような若造に近づくわけはないですね．

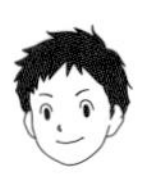
研修医: 冷静に考えるとそうですね．自分の会社の薬を売るための情報を運んでくるのであれば，私のその薬に対する認識もバイアスされてしまいます．

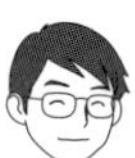
指導医: その通りです．しかし，優秀な大人の営業マンは全く論理性のない宣伝はできないでしょう？

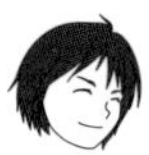
専攻医: こちらも多忙なので勉強にならない話を聞く余裕はないですね．

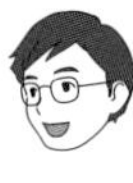
指導医: 製薬企業は過酷な産業でもあります．世界の数万人の雇用を守る商品が少数ですから．また，競争の基本原理として，製薬企業には「革新的新薬」を開発したら，高く売って良いというルールがあります．逆に，特許期間が切れれば，一社独占がなくなって誰もが同じ薬を作れるようになります．

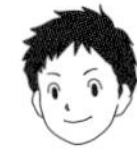
研修医: ジェネリック医薬品ですね．

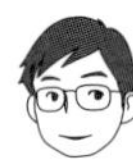
指導医: そうです．日本では実感しませんが，米国では特許品とジェネリック品の価格は10倍以上違います．クロピドグレルは特許切れしています．医薬分業のアメリカでは，薬屋は各所にあります．同じ処方箋をもっていたときの各薬の価格もネットで参照できます．クロピドグレルの特許品のプラビックス®が月に200ドルとすると，特許切れ品は15ドルくらいで買えます．つまり，新薬には物凄い利潤が上乗せされているということです．

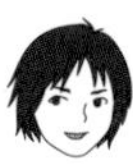
専攻医: 先生のお話と私がチトクローム P450 を知っている話がなぜ結びつくのですか？

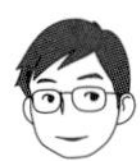
指導医: クロピドグレルは有効，安全な優れた薬でした．特許が切れて価格もブランド品の 1/15 になりました．

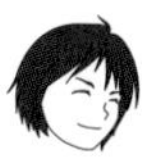
専攻医: 患者さんにとっては良かったですね．

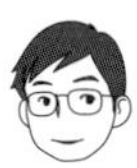
指導医: しかし，困る人もいます．クロピドグレルの後継を新薬として開発したプラスグレル，クロピドグレルの薬効標的 $P2Y_{12}$ の直接阻害薬チカグレロールの開発企業は，安価なクロピドグレルとの競争で不利になります．君が，これらの新薬開発企業の営業責任者だったらどうします．「クロピドグレルは有効，安全，安価なのでうちのプラスグレル（チカグレロール）は売れません」などと報告したら即刻君はクビでしょうね．

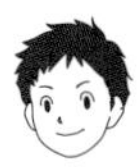
研修医: クロピドグレルの弱点をつくのはどうですか？

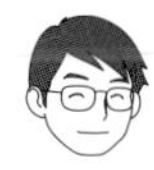
指導医: 良い方法ですね．クロピドグレルは弱点の少ない薬です．Prodrug なので代謝されないと効果を発揮しません．代謝経路を攻めるとは，プラスグレル，チカグレロールメーカーには知恵者がいたと思います．ランダム化比較試験にて，大きく急性冠症候群すべてを新薬に転換できなくても，CYP2C19 の poor metabolizer は高価でも売れるとの読みです．薬の内容には自信もなかったのでしょうね．

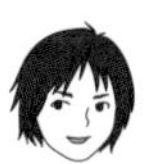
専攻医: なるほど，それで僕がクロピドグレルについては CYP2C19 のことを知っているわけですね．製薬会社のプロパガンダの標的とされたわけですね．ちょっと悔しいような気がします．

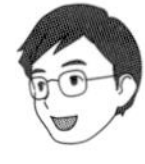
指導医: 本書で一貫して議論しているように，絶対の神でもいない限り，絶対に正しい真実はありません．医薬品だけでなく，ブランド品も，自動車も，自分がやりたいと思う行動も，世間の多くの情報操作によってバイアスされていると思った方が良いでしょう．常に，視野を広くして，

本当に大事なことから目をそらさないことが大切です．

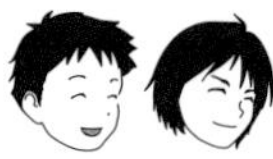

研修医，専攻医：ありがとうございました．動脈血栓の話も膨らみましたね．

◆ 文献 ◆

1）DuBois JM, Chibnall JT, Anderson EE, et al. Exploring unnecessary invasive procedures in the United States: a retrospective mixed-methods analysis of cases from 2008-16. Patient Safety in Surgery. 2017; 11: 30.
2）Steg PG, Bhatt DL, Wilson PW, et al. Investigators RR. One-year cardiovascular event rates in outpatients with atherothrombosis. JAMA. 2007; 297: 1197-206.
3）Bhatt DL, Eagle KA, Ohman EM, et al. Comparative determinants of 4-year cardiovascular event rates in stable outpatients at risk of or with atherothrombosis. JAMA. 2010; 304: 1350-7.
4）Bassand JP, Virdone S, Goldhaber SZ, et al. Early risks of death, stroke/systemic embolism, and major bleeding in patients with newly diagnosed atrial fibrillation. Circulation. 2019; 139: 787-98.
5）Koretsune Y, Etoh T, Katsuda Y, et al. Investigators GA. Risk profile and 1-year outcome of newly diagnosed atrial fibrillation in Japan-insights from GARFIELD-AF. Circ J. 2018; 83: 67-74.
6）Karthikeyan G, Ananthakrishnan R, Devasenapathy N, et al. Transient, subclinical atrial fibrillation and risk of systemic embolism in patients with rheumatic mitral stenosis in sinus rhythm. Am J Cardiol. 2014; 114: 869-74.
7）Wolf PA, Abbott RD, Kannel WB. Atrial fibrillation as an independent risk factor for stroke: the Framingham Study. Stroke. 1991; 22: 983-8.
8）Fang MC, Go AS, Chang Y, et al. Death and disability from warfarin-associated intracranial and extracranial hemorrhages. Am J Med. 2007; 120: 700-5.
9）Patel MR, Mahaffey KW, Garg J, et al. Investigators RA. Rivaroxaban versus warfarin in nonvalvular atrial fibrillation. N Engl J Med. 2011; 365: 883-91.
10）Granger CB, Alexander JH, McMurray JJ, et al. Investigators. Apixaban versus warfarin in patients with atrial fibrillation. N Engl J Med. 2011; 365: 981-92.
11）Giugliano RP, Ruff CT, Braunwald E, et al. Investigators EAT. Edoxaban versus warfarin in patients with atrial fibrillation. N Engl J Med. 2013; 369: 2093-104.
12）Connolly SJ, Ezekowitz MD, Yusuf S, et al. Investigators. Dabigatran versus warfarin in patients with atrial fibrillation. N Engl J Med. 2009; 361: 1139-51.
13）Goto S, Bhatt DL, Röther J, et al. Prevalence, clinical profile, and cardiovascular outcomes of atrial fibrillation patients with atherothrombosis. Am Heart J. 2008; 156: 855-63. e2.
14）Connolly SJ, Eikelboom J, Joyner C, et al. Investigators. Apixaban in patients with atrial fibrillation. N Engl J Med. 2011; 364: 806-17.
15）Patrono C, Rodriguez LAG, Landolfi R, et al. Low-dose aspirin for the prevention of

atherothrombosis. N Engl J Med. 2005; 353: 2373-83.
16) Toyoda K, Yasaka M, Iwade K, et al. Bleeding with antithrombotic therapy study G. Dual antithrombotic therapy increases severe bleeding events in patients with stroke and cardiovascular disease: a prospective, multicenter, observational study. Stroke. 2008; 39: 1740-5.
17) Leon MB, Baim DS, Popma JJ, et al. A clinical trial comparing three antithrombotic-drug regimens after coronary-artery stenting. Stent Anticoagulation Restenosis Study Investigators. N Engl J Med. 1998; 339: 1665-71.
18) Yusuf S, Zhao F, Mehta SR, et al. Effects of clopidogrel in addition to aspirin in patients with acute coronary syndromes without ST-segment elevation. N Engl J Med. 2001; 345: 494-502.

CHAPTER

3 臨床試験の意味

A なぜ，臨床試験を行うのか？

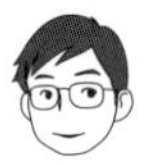

指導医：ランダム化比較試験のエビデンスレベルが一番高いと決めた世界では，臨床の一流雑誌に論文を掲載させるためにはランダム化比較試験を行うのが最速です．皆さんはランダム化比較試験に参加したことはありますか？

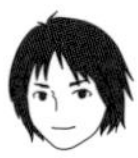

専攻医：他の科にて，新薬開発の治験を分担したことはあります．

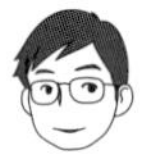

指導医：日本では新薬の認可承認，適応拡大を目指した臨床試験を治験といいます．世界では治験も，治験以外も臨床試験は clinical trials です．

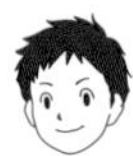

研修医：治験というと患者さんをモルモットにする悪いものというイメージがあります．

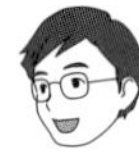

指導医：たしかに，日本の治験では新薬の認可承認，適応拡大により膨大な利潤を得るメーカーからの多くの便宜供与がありますね．武士は食わねど高楊枝的な日本の武士の文化では悪いものにみえるかも知れません．古典的な治験のイメージは 図3-1 のようです．臨床試験の責任主体は製薬企業で，医療機関は症例登録施設として参加していました．ランダム化比較試験をしないと新薬Ａと既存治療Ｂの有効性，安全性の科学的比較はできないというのが今の医学の基本原理です．しかし，それ

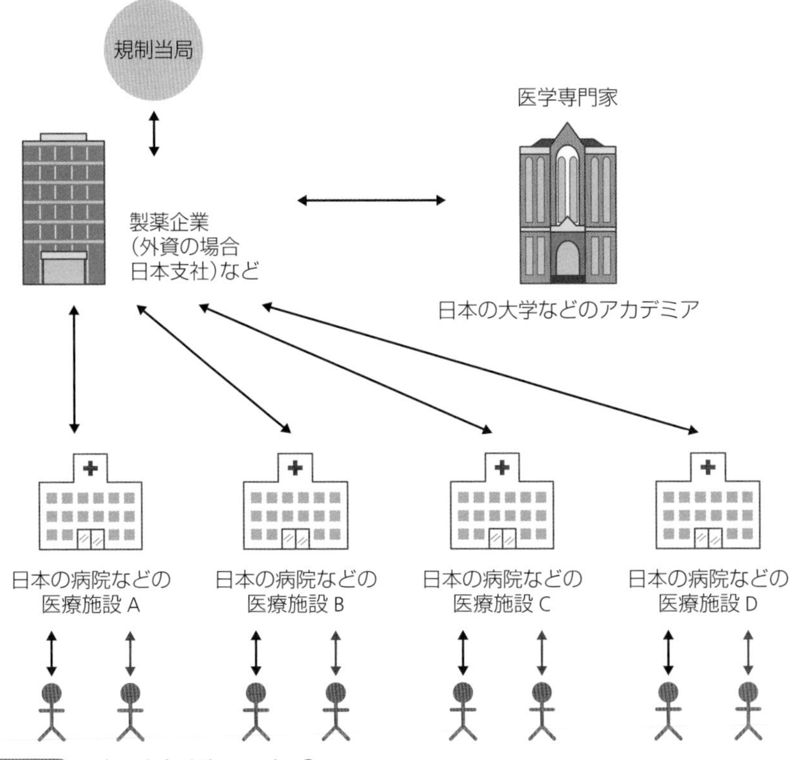

図3-1 日本の臨床試験のモデル①

日本における臨床試験の古典的モデル．臨床試験の目的は新薬の認可承認または適応拡大で製薬企業が主導した．医療機関は症例登録機関として製薬企業に協力した．専門分野の医師が医学専門家としてアドバイザー的に関与することもあった．その後，製薬企業が巨大化して内部に専門医師も抱えたので，今は治験であっても医学専門家も企業出身の医師の場合が多い．

以上に新薬の認可承認を重視するという姿勢でした．認可承認を狙う企業対認可承認を与える規制当局の関係に医師は直接かかわりません．悪代官と商人のように捉えると治験が「悪」にみえるのは理解できます．しかし，ランダム化比較試験を医学の基本原理とする現在では，治験を「悪」として排除してしまうと日本は医学の進歩に貢献できないことになります．むしろ，積極的に治験を推進して医学の進歩に貢献することが大切との発想もあります．

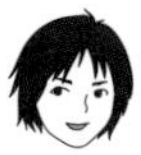

専攻医：悪を飲み込む気構えが必要という意味ですか？

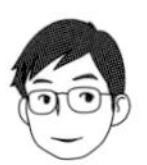

指導医：違います．われわれの世界は資本主義社会です．強く賢いものにお金が集中することを「正解」としている世界とも言えます．巨額の利益をあげる製薬メーカーは資本主義における勝者です．勝者は必ずしも「悪」とは限りません．われわれは，社会保障制度のもとに守られていますが，個別の医師の力は弱いものです．特に1990年代以降製薬企業の力は飛躍しました．成功は彼らの描いたビジョンに基づいています．詳細は，マーシャ・エンジェルの描いた『ビッグ・ファーマ 製薬会社の真実』を読んでください．

知的エリートとしての医師ですが，莫大な資本を有する巨大製薬企業に隷属しないで生きるのは容易ではありません．

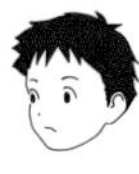

研修医：難しい話ですね．ランダム化比較試験でも科学論文として発表されるときには有名な医師たちが著者になっています．製薬企業に医師が隷属しているのではないとも思いますが……．

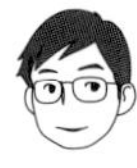

指導医：個人毎に見え方も異なるので君のような視点もあると思います．私の海外の友人たちも，あるいは私自身も「科学」を盾に資本と戦おうとしています．「科学的」臨床試験が必要な方向に世界をリードしようとの方向性です．図3-1の仕組みでは専門家の医師はあくまでも外部から補助的な助言を行うアドバイザーとしてか，あるいは症例を登録する施設の医師としてしか関与していません．もっと深く関与するランダム化比較試験とエビデンスの産生に直結する道を模索してきた人たちもいます．

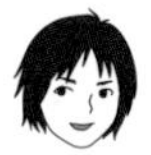

専攻医：専門性のある医学を生かせば，巨大資本とも対等の関係を築けるかもしれないということですか？

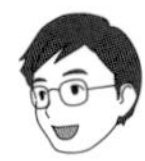

指導医：その通りです．現在のルールでは「科学的」な臨床試験により新薬の有効性，安全性を示さなければ新薬は認可承認されません．つまり，新薬開発メーカーには「科学的な臨床試験」を行う必然性があります．「科学」にこだわれば，優秀な医学者は巨大製薬企業と協調・競合が

可能との発想です.

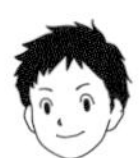

研修医: そういえば NEJM に掲載される論文の著者はハーバード大学, Duke 大学などの一流大学の研究者が多いですね.

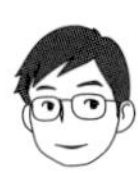

指導医: ハーバード大学の TIMI group, Duke 大学の DCRI が臨床試験の世界のトップリーダーです. 少し毛色は異なりますが Oxford 大学の CTSU も臨床試験のリーダーです. これらの大学には世界から優秀な人材が集まります. FDA などの認可承認機関に勤務している人もハーバード大学, Duke 大学などの有名大学の出身者が多い実態にあります. さらには有名な臨床雑誌の編集委員もこれらの大学の出身者です. 臨床研究について, 世界では大学間の勝ち負けが明確に決まってしまいました. 将来臨床研究を本格的に行いたい若手がいたら, これらの施設に留学してコネクションを築くことを強く勧めます.

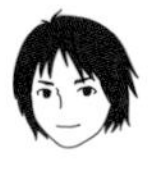

専攻医: 日本の臨床試験が一流雑誌に掲載される場合もありますね.

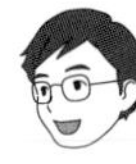

指導医: はい, 人類を標的とした仮説検証というわけには行かないのですが, 世界で検証した仮説の日本における妥当性検証をしっかり行った研究は評価されます. 日本で臨床研究を行っている研究者は自ら手を動かして一生懸命働いています. 欧米人はなるべく自分で手を動かさず, 成果を自動的に得るシステムを作ろうとします. 一生懸命働いてしまうのは日本人の長所であり, 短所ですね.

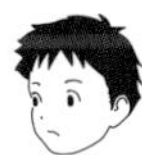

研修医: 先生も臨床試験を自分でやったことがありますか?

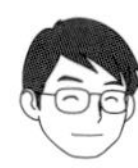

指導医: はい, ランダム化比較試験には抵抗がありました. 実臨床を反映するコホート研究を主導した経験はあります. 日本における心筋梗塞後, 脳梗塞後, 心房細動の症例を 8 千例集めた J-TRACE 研究[1], アスピリン服用中の症例の消化器障害をみた MAGIC 研究[2-4] などには相当エネルギーを使いました. その結果, エネルギーに見合う結果を得られたかというと自信がありません. でも, 自分で主体的に行ったので日本で臨床研究を行う困難性を理解できました.

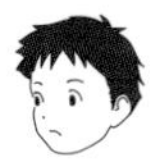

研修医: コホート研究もエビデンスレベルは高いとされています．先生は十分な症例数を集めたのになぜ一流雑誌に掲載できなかったのですか？　日本の臨床研究と欧米とではどこが違うのですか？

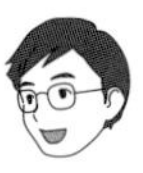

指導医: 私も自ら手を動かしてわかりました．臨床研究には膨大な費用と人手が必要です．海外の臨床研究はBig Academic Businessです．人材，システムなどの基盤環境の整備されていない日本が欧米並みの臨床研究を行うことは不可能とはいいませんが相当の覚悟と努力が必要と思います．

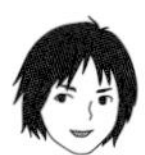

専攻医: 費用というのは科研費のような公的資金ですか？　日本は国産デバイス開発などにAMEDのような国家機関が注力しています．

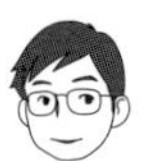

指導医: 公的研究費を使った研究がないわけではありませんが，米国などで施行される臨床試験の圧倒的多数は私的資金で行われています．

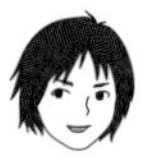

専攻医: 私的資金？　まさか新薬の有効性，安全性を検証する臨床試験の資金を，その企業が負担していることはないですよね．スポンサーが新薬開発企業では試験の中立性が損なわれるのではないですか？

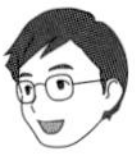

指導医: そのリスクはあります．しかし，数千例の臨床試験の実施に数百億円かかると考えれば，新薬開発メーカー以外に費用負担者を探すのは難しくないですか？　新薬を開発した企業とすれば当然自社の結果が良くなる試験をしたいと思うでしょう．

そこで,「科学」の出番です．試験が「科学的」行われた場合にのみ新薬の認可承認，適応拡大を認めるとの縛りをしっかり整備すれば新薬開発メーカーも「科学的」試験を計画せざるを得なくなります．世界のすべてにおいて「正解」は誰にもわかりません．皆で最適な方法を考えようというゲームを臨床試験でも行っているということです．

日本では，誰かが「正解」を知っているような議論が多いですね．昨今，利益相反の管理が問題になりました．理想的な利益相反の管理法を知っている人はいません．臨床試験の「科学」性担保のためにはどのようにするのが良いかを皆で考えていこう！　という感じが日本にはないのが残念です．

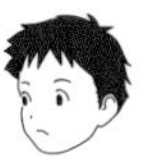
研修医：臨床試験にお金が動くことが最大の問題のように私には思えます．

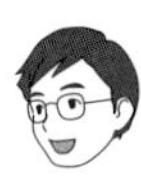
指導医：われわれは資本主義社会に生きています．どのような研究にも資金は必要です．質の高い科学をしようと思えば巨額の資金がいるのは当然と思います．

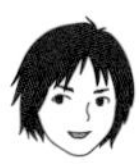
専攻医：日本のA-MEDのように公的資金にて臨床研究を支援すれば中立的な臨床試験ができるのではないですか？

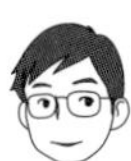
指導医：その発想には良い部分と悪い部分があると思います．巨大なマーケットのある革新的新薬を開発したら当然特許をとりますね．

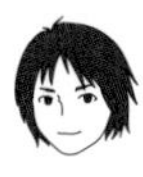
専攻医：まあ，そうだと思います．

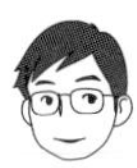
指導医：特許は一定期間に限って発明者（権利者）に独占的権利を与えます．しかし，同時に一定期間の経過後，特許は切れて，その発明物は社会の共有物になる仕組みです．独占的権利があるから，発明者は投資をしてでも特許化できる革新的新技術を実現したいと思うでしょう．実現にコストがかかるとしても，独占的権利が大きいと思えば自ら投資をしようと思うのではないでしょうか？　一定期間後に社会の共有物にするというのは，それなりにバランスのとれた仕組みと思います．

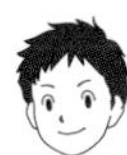
研修医：特許が個人ないし組織の独占的権利となると，誰かの独占的利益のために公的資金を使うのは不公平かも知れません．

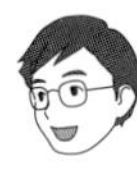
指導医：そういう考えもあります．米国の臨床試験が私的経費にて行われる理由の一つです．新薬を開発し，市販後に独占的利益を得る製薬企業が臨床試験の費用を負担するというのは公平な仕組みとも言えます．税金で運営される公的部門のA-MEDが行ったランダム化比較試験にて特定企業の産物が認可承認され，その企業に利益が入るのは不公平と

の考えもあると思います．

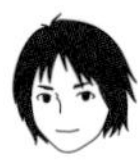

専攻医：やはり，企業主導の試験の結果は企業によりバイアスされるように思えます．日本でも企業の関与で臨床試験の結果が曲げられたことがありました*．

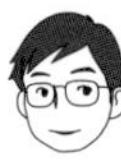

指導医：企業によるバイアスを避けるための知恵が「科学的」というキーワードです．「科学的」な試験を行わなければ薬剤が認可承認，適応拡大されることはありません．開発企業にとって，「科学的」臨床試験を行うことは死活的に重要です．

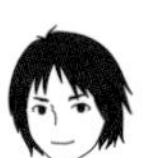

専攻医：たしかに日本で問題になった臨床試験は認可承認された薬剤を使った試験で，その後に薬剤の適応が拡大したという話は聞きませんね．

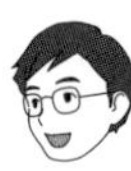

指導医：ランダム化比較試験に対する日本の医学者の無知が招いた問題です．「科学的」試験を実施できたら，その結果に基づいて薬剤の認可承認，適応拡大を行うのがルールですから，認可承認も適応拡大もできなかった試験は「科学的」でないと判断するのが欧米の医学者の常識でしょうから．

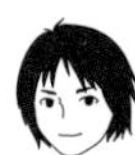

専攻医：ディオバン事件のときに，先生のようなご意見をお聞きすることはありませんでした．

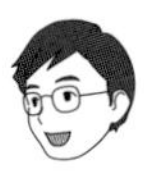

指導医：私の主張は一貫しています．大きな社会的事件になるときには，その事件によりメリットを得る人がいたのでしょうね．それが誰かはわかりませんが……日本での事件の有無にかかわらず世界の原則には何の変化もありません．

---

* 2009 年に出された高血圧治療薬ディオバンに関する複数の臨床研究論文の作成において，製薬会社による不正な関与が行われた事件（ディオバン事件．詳細は，桑島 巖．赤い罠 ディオバン臨床研究不正事件．東京: 日本医事新報社. 2016）．
製薬会社は自社製造薬品に有利になるように，統計解析等で不正操作を行い，結果として売上げに貢献するものの 2014 年に露見，論文は撤回に追い込まれるとともに，薬事法違反疑いで不正操作を行った社員は逮捕，会社ともども起訴される事態へと発展した．

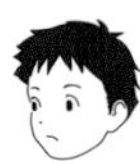
研修医：日本の研究の信頼性が損なわれた，などの意見を聞きましたが……．

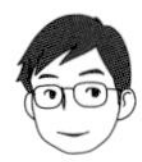
指導医：「日本の研究」という時点で，現在の臨床医学の体系を理解していない意見となります．人類は均質で，その均質な人類において仮説を検証しようというのが現在の医学の基本原理です．

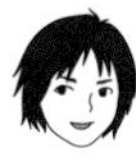
専攻医：先生のおっしゃることはわかるのですが，学者の先生も企業からお金をもらうとなれば，中立的な臨床試験はできないのではないかと思います．

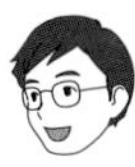
指導医：そのような意見は妥当ですし，企業も競争，ランダム化比較試験を受託する大学も競争ですから，お金のやりとりが臨床試験のプロセス，結果に影響を与えていないとはいいません．しかし，ルールを明確に決めておけば，そのルールの適応範囲では信頼できるのではないか？　明確なルールのもとでの競争は好ましいのではないか？　ともいえます．立場を変えて考えるとわかりやすいかも知れません．たとえば君が製薬企業の開発本部長だったら，どんな施設に自社が開発した新薬開発の臨床試験を依頼しますか？

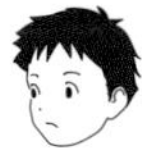
研修医：価格の安いところでしょうか？

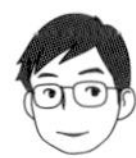
指導医：価格は一つの規定因子です．しかし，循環器領域の新薬にはしばしばブロックバスターと呼ばれる薬が出現します．ブロックバスターの意味を知っていますか？

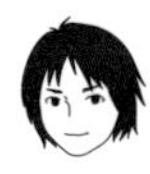
専攻医：年間 1000 億円以上売れている薬です．

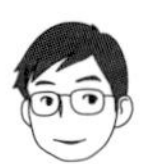
指導医：その通りです．小分子化合物による薬の原価はたかが知れています．年間で 1000 億円の利益が上がるのであれば，開発試験に数百億円を投じるのは難しいことではありません．価格は一つの要素かも知れませんが，確定的因子ではないと思います．

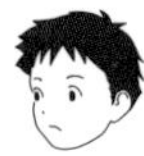

研修医：自社に都合のいい結果を出してくれるところでしょうか？

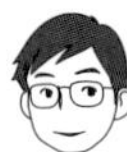

指導医：その誤解が日本での臨床試験が各種の問題を惹起した理由でした．科学の原理を外れた試験を施行すると，企業も研究者も破滅的ダメージを被ります．ディオバン事件を起こした各種試験がディオバンの認可承認，適応拡大を目指す試験であったとすれば，科学性のない試験の結果として認可承認も適応拡大もできなかったでしょう．外部のいかなる敵対的存在からの攻撃にも揺るがない「科学的」試験を施行してくれるところが一番良いと私なら思います．

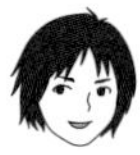

専攻医：「科学的」というのはどういうことですか？
客観的に透明性や正確性が担保された団体や施設に委託するのが良いということですか？

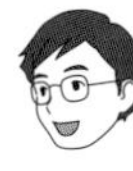

指導医：その通りです．法律，規制にしっかり則って「科学的」を施行してくれる施設に開発を委託します．1990年代に著しく成長した製薬企業には巨額の利益が集積することになりました．そこで，お金の集積した製薬企業から新薬開発の臨床試験のみを受託する会社が独立しました．これらの会社はClinical Research Organization（CRO）と総称されています．臨床試験を行う専門家集団ですから法律，規制をしっかり理解しています．製薬企業はCROに臨床試験を外注することにより，臨床試験にかかわる労力と責任から解放されることになりました．図3-2のモデルでも医師の寄与は症例登録する施設として受動的に関与するか，医学専門家などのアドバイザーの立場でした．

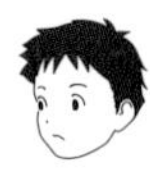

研修医：臨床研究法などができるとCROへの委託はもっと増えそうですね．

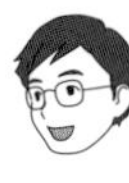

指導医：はい，そうかも知れません．ディオバン事件，臨床研究法により直接得をする可能性があるのはCROと私は理解しています．CROも巨大企業なので相当大きな絵を描く能力はあると思います．しかし，臨床試験の目的が新薬の認可承認と適応拡大が主であるとのコンセンサスも広がります．ディオバン事件のような無意味な臨床試験は減っている

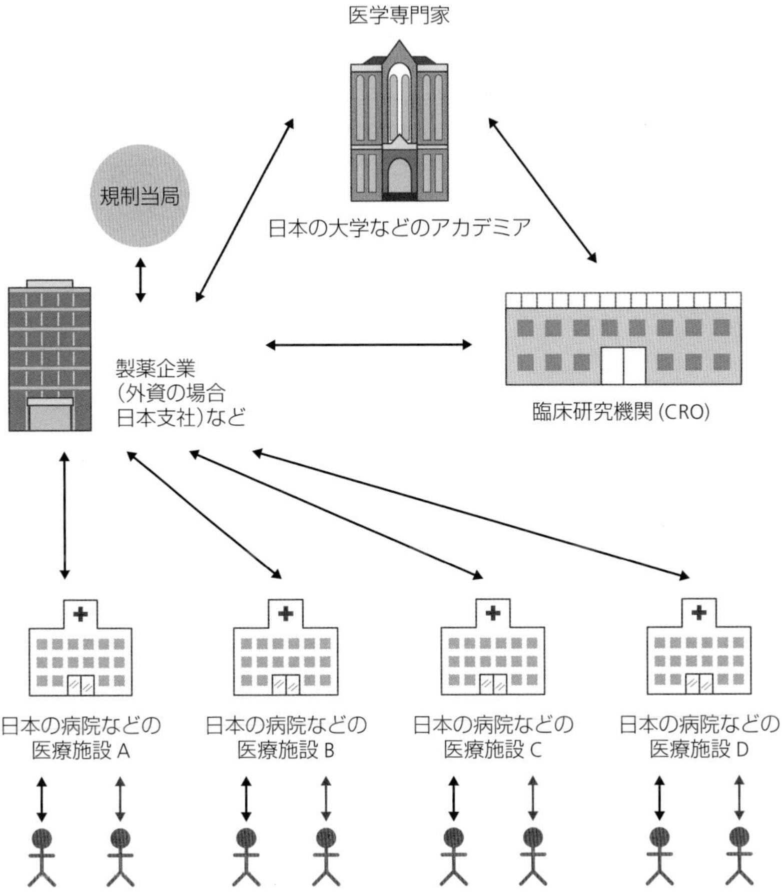

医学専門家
日本の大学などのアカデミア
規制当局
製薬企業
(外資の場合
日本支社)など
臨床研究機関 (CRO)
日本の病院などの
医療施設 A
日本の病院などの
医療施設 B
日本の病院などの
医療施設 C
日本の病院などの
医療施設 D

図3-2 日本の臨床試験のモデル②

製薬企業の開発部門が独立した Clinical Research Organization（CRO）を用いるモデル．製薬企業は臨床試験にかかわるリソースと責任を外部委託できる．医師は症例登録に寄与するか，CRO に勤務するか，外部からアドバイザーとして寄与するか，いずれかの形式にて試験に寄与することになる．

かも知れません．

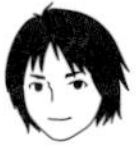

専攻医: 海外の clinical trials では医師の関与がもっと大きいとも聞いています．

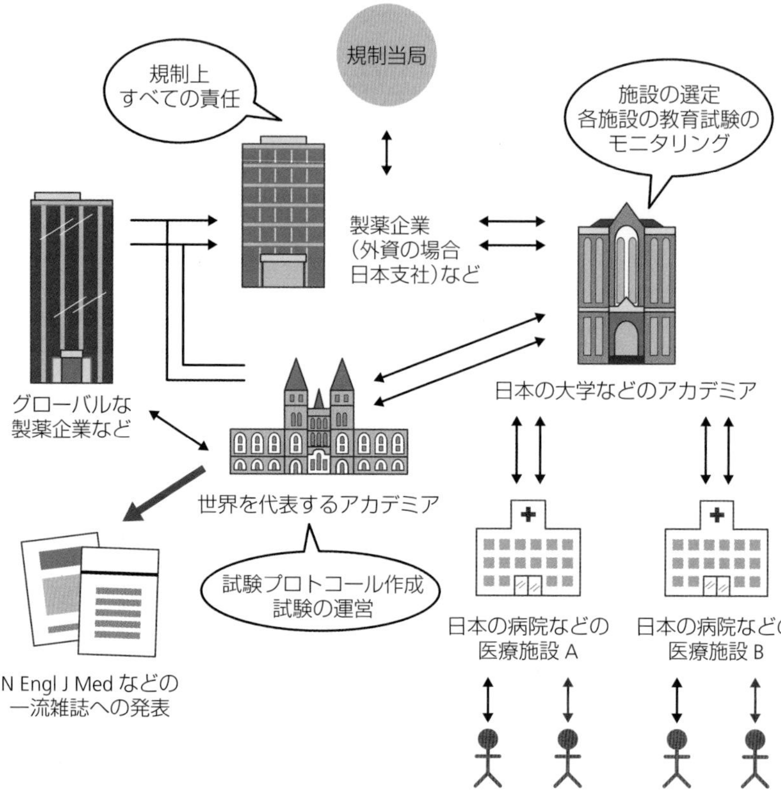

規制当局

規制上
すべての責任

施設の選定
各施設の教育試験の
モニタリング

製薬企業
(外資の場合
日本支社)など

グローバルな
製薬企業など

日本の大学などのアカデミア

世界を代表するアカデミア

試験プロトコール作成
試験の運営

N Engl J Med などの
一流雑誌への発表

日本の病院などの
医療施設 A

日本の病院などの
医療施設 B

図3-3 日本の臨床試験のモデル③

海外のアカデミア主導の国際共同試験に日本が参加するモデル．TIMI group, DCRI などの academic research organization（ARO）は臨床試験のプロトコール 作成，症例登録，結果解析などを受託する．これらの ARO と日本のアカデミアが連携するモデル．

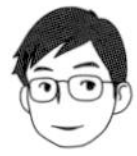

指導医：はい，基礎研究でも臨床研究でも「科学的」研究の基本は同じです．今の原理は①仮説を立てる，②仮説を検証する方法を明確にする，③事前に決めた通りの方法の研究を行って客観的結果を得る，④結果の妥当性と限界を議論する．このプロセスは世界共通と思います．医学者として科学の面からもっと大きく貢献するモデルが 図3-3 です．

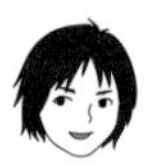

専攻医：規制当局と相対するのは製薬企業ですね．

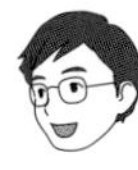

指導医：はい，新薬の認可承認により利益を得るのは製薬企業ですから，規制上の全責任を企業が負うモデルはすべて共通です．しかし，試験のプロトコール作成などは大学に付属したTIMI group, DCRIなどが丸々受託してしまうというモデルです．

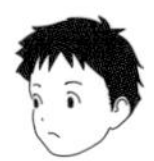

研修医：製薬企業は費用を支払って外部委託するのですか？

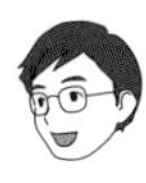

指導医：私は受託したことはありませんが，そうでしょうね．その金額に応じてアカデミアの寄与も異なるのでしょう．たとえばプロトコールは当方が受託しますとか，プロトコール作成と症例登録を請け負いますとか，臨床試験すべて請け負いますとか，契約の形態には種類があると思います．

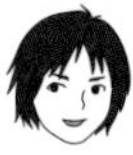

専攻医：試験の結果は企業に属するのですか？

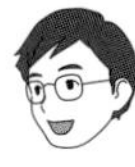

指導医：認可承認のためのデータセットを作る必要はありますので，スポンサー企業は自分で結果をもちたいと思うでしょうね．しかし，アカデミアは論文を作りたいでしょうから自分で解析もしたいでしょうね．両者がwin/winになるような契約を作るのではないでしょうか？

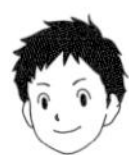

研修医：たしかに，「科学的」データを認可承認に使いたい企業と論文発表に使いたいアカデミアは連携可能かも知れません．ところで，仮説を検証する方法は一つではないのではないですか？

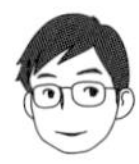

指導医：はい，エビデンスレベルと同じで仮説検証の強さにも差があります．ランダム化比較試験により検証された仮説の科学的信頼性は高いと思います．しかし，稀少疾病などランダム化比較試験による既存治療との比較が実質的に困難な病気もありますね．そのときにはコホート研究，過去の治療との比較研究などが十分に科学的とされて新薬の認可承認，適応拡大に使われる場合もあります．

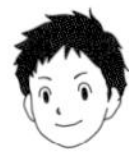

研修医：「科学的」と言っても幅があるということですね．

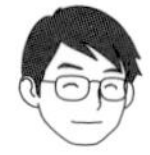

指導医: それは本書の一貫した課題です．科学的に「正しい」と意味には幅があります．大規模国際共同仮説検証ランダム化比較研究にて検証された「正しい」もあれば，前向きコホートにて過去の治療よりも良くみえた事実を「正しい」とする場合もあります．

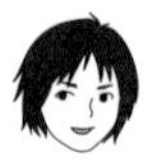

専攻医:「科学的」試験に幅があるとなると, 図3-1 でも 図3-2 でも 図3-3 のモデルでも製薬企業がスポンサーになった試験の結果は信じられません.

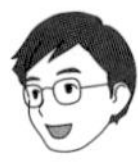

指導医:「信じる」,「信じない」は，個人の好みなので介入できません．皆さん，お好きなものを信じたら良いでしょう．「科学的に正しい」「科学的に正しくない」であれば議論の余地があります．次の章では抗血栓の実例をあげて，臨床試験の実態,「科学的に正しい」と言える範囲などを議論しましょう．

B 臨床試験の実際

(1) 抗凝固薬の臨床試験

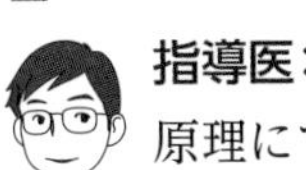

指導医: さて，ランダム化比較試験のエビデンスレベルが高いとされる原理にて，臨床試験は新薬の認可承認に利用されるだけでなく，その後の実臨床にも大きな影響を与えています．複数の抗凝固薬，抗血小板薬のランダム化比較試験が施行されています．製薬企業からみるとマーケットの広い心房細動から議論しましょうか？

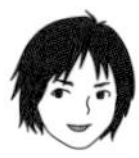

専攻医: 診療ガイドラインではいわゆるNOAC, DOACが推奨されています．

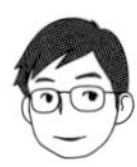

指導医: では推奨の根拠はわかりますか？

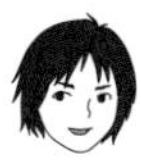

専攻医: ダビガトラン，リバロキサバン，アピキサバン，エドキサバンの各々について，既存治療のワルファリンと比較したランダム化比較試験にて優れた有効性，安全性を示したからです．

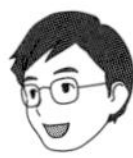

指導医: きみの言うような状況ならたしかにガイドラインの推奨には何の問題もありませんね．本当にそうだったかな？

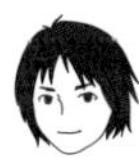

専攻医: 企業の人も，企業の講演会で話す人も，学会でも私と同じ意見の人が多いと思います．

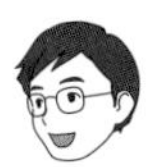

指導医: 日本の研究者は臨床試験に慣れていないため，深い解釈ができないのです．ダビガトランとリバロキサバン，アピキサバン，エドキサバンはそもそも全く別の薬です．

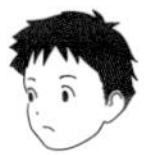

研修医: 4つをまとめてNOACあるいはDOACというのではないですか？

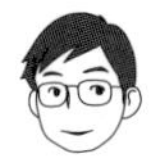

指導医：ダビガトランは凝固カスケード第II因子トロンビンの可逆的阻害薬，リバロキサバン，アピキサバン，エドキサバンは血液凝固第X因子の可逆的阻害薬です．薬効メカニズムの異なる薬を一括して宣伝する例は珍しいですね．当初はトロンビンの上流のXaを阻害する方が出血は少ないとの期待がありました．最初に販売されたダビガトランはトロンビン阻害薬なので，包括された方が得と考えたのでしょう．

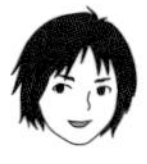

専攻医：NOACは“novel oral anticoagulant”，DOACは“direct oral anti-coagulant”と思います．新規とも言えなくなったので最近はDOACというのでしょうか？

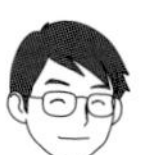

指導医：どっちの方が宣伝に良いかという選択ですね．NOACをnon vitamin K oral anticoagulant (NOAC) として今も使っている人もたくさんいます．

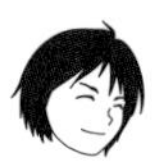

専攻医：各薬剤が同じではないとすると，ランダム化比較試験も個別に検証する必要がありますね．

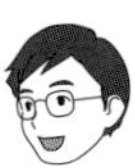

指導医：その通りです．ダビガトランはRE-LY[5]，リバロキサバンはROCKET-AF[6]，アピキサバンはARISTOTLE[7]，エドキサバンはENGAGE TIMI 48[8]というランダム化比較試験が認可承認の根拠になっています．

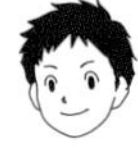

研修医：どれも大規模な国際共同仮説検証試験ですね．

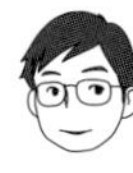

指導医：すこしずつ違いもあります．「正しい」が相対的であることを示す好例として，リバロキサバンの事例があります．ダビガトラン，アピキサバン，エドキサバンはいずれも国際共同試験にて新薬の有効性，安全性の検証を目指しました．リバロキサバンは日本以外の世界ではROCKET-AFという仮説検証試験を行い，日本では独自のJ-ROCKET-AFという試験を施行しました[9]．ランダム化比較試験は世界人類の普遍性を前提としているはずなのに，日本のみ別の試験を施行した理由は興味深いです．日本の規制当局は人類の普遍的な科学的仮説検証より

も，日本人における新薬の雰囲気を重視したとも言えます．当時は，まだ世界第二の経済大国であった日本での認可承認のためには，グローバル企業も「科学」にこだわらなかったということです．

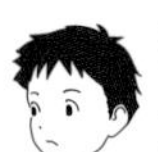

研修医：すべて世界が同一のエビデンスに基づいていると思っていました．日本の試験と世界の試験ではどこが違うのですか？

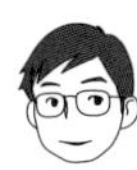

指導医：日本で施行したJ-ROCKET AFでは日本人，世界で施行したROCKET AFは日本人以外を対象としました．リバロキサバンの標準容量がJ-ROCKET AFでは15mg, ROCKET AFでは20mgでした．第Ⅱ相試験などで日本人の薬力学的指標は15mg/日で世界の20mg/日と同じアームと理由づけはしています．さらに，対象としたワルファリンのPT-INRの標的も，70歳以上ではJ-ROCKET AFでは1.6-2.6, ROCKET AFでは年齢にかかわらず2-3というところも違います．

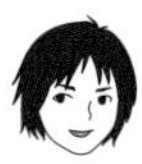

専攻医：リバロキサバンとワルファリンの比較以外は世界の試験と日本の試験は相当違いますね．

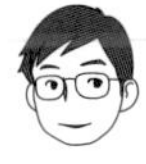

指導医：はい，ROCKET-AFは仮説検証試験，J-ROCKET AFでは仮説検証を目指していません．全く異なる試験と私も思います．試験の目的がリバロキサバンの認可承認というところには共通性があります．臨床試験は「科学性」が第一と主張するのは，「科学性」にメリットを見い出す人たちです．日本は経済大国である，その国が認可承認に独自の臨床データを求めている，という条件では「科学性」を犠牲にしても良いとなるとかなり科学の使い方も恣意的です．新薬の認可承認による経済的利益は莫大です．「科学」と「経済」のバランスをとるのも大事ということです．エビデンスに基づいてガイドラインが推奨すると言っても，エビデンスの正体をみるとがっかりという場合も多いのが実態です．

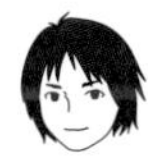

専攻医：NOACがワルファリンに勝るという話を聞きますが，事実ですか？

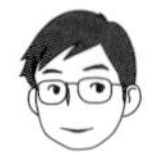

指導医: 残念ながら，そのような一般的疑問に対して一般的回答をするのは困難です．NOAC 開発の国際共同ランダム化比較試験の多くは「PT-INR 2-3 を標的としたワルファリン療法に有効性において劣らない」ことを示しています．たとえば，日本の診療ガイドラインではリバロキサバンを推奨しているかも知れませんが，J-ROCKET AF 試験の科学性は限定的です．ダビガトラン，アピキサバン，エドキサバンを包括しても，「PT-INR 2-3 を標的としたワルファリン療法」に劣らないからと言って，実際に個別の患者さんに確実にメリットがあるとは限りません．

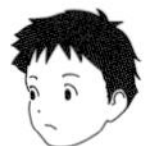

研修医: 根拠が弱いのになぜ推奨されるのですか？

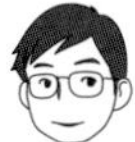

指導医: なぜでしょうね？

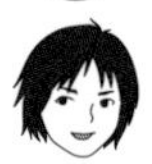

専攻医: ガイドラインの推奨の根拠が弱いと言われると正直困ります．

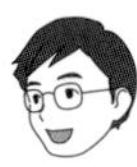

指導医: だからガイドラインの推奨の基になった臨床試験の内容をしっかりと確認する必要があるのですよ．推奨の根拠が弱いと考える最大の原因は NOAC 開発試験における過去の標準治療の設定に問題があると考えています．ランダム化比較試験の基本原理は 図3-4 の通りです．新薬は過去の「標準治療」と有効性において比較されます．しかし，NOAC 開発前の非弁膜症心房細動の「標準治療」は確立されていませんでした．新規に診断された「脳卒中リスクを 1 つ以上有する非弁膜症性心房細動」の国際共同研究でも，標準治療がなかったことがわかります[10)]．NOAC 開発試験開始前に，PT-INR 2-3 のワルファリン療法を推奨する根拠も極めて薄弱でした．さらに PT-INR の計測法も実臨床とランダム化比較試験では異ります．

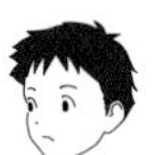

研修医: なぜ，確立されていない「標準治療」との比較による臨床試験を行ったのですか？

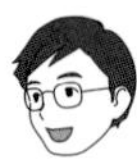

指導医: “nobody perfect!” だからです．完全に科学的な試験を求めたら，新薬はいつまでたっても認可承認されないでしょう．認可承認は完

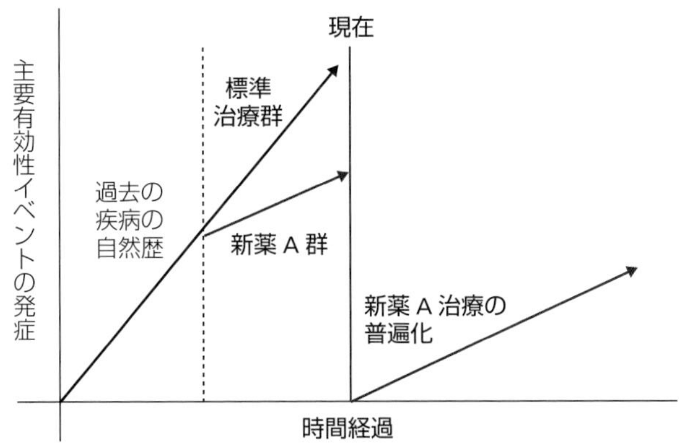

図3-4 ランダム化比較試験による標準治療の転換

「人類」を均質と考えると，1つの「人類」への最適治療を決めれば良いことになる．対照疾病の標準治療が決まっていれば，過去の標準治療と新薬のランダム化比較試験を計画する．有効性，安全性にて新薬が過去の標準治療に優れば，ランダム化比較試験後の「人類」には新薬を標準治療と考えれば良いとなる

全に科学的プロセスというよりも新薬メーカーと規制当局の妥協の産物で，そのような妥協を社会も容認しているのが現実社会ということだと思います．

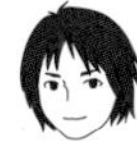

専攻医：認可承認に妥協が必要なのは理解できます．その後，その承認データが「エビデンス」としてガイドラインにて推奨される部分に問題がありそうですね．

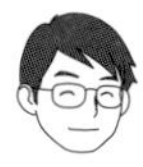

指導医：私もそのように思います．ランダム化比較試験は新薬の認可承認のための最小限の科学的根拠でした．しかし，その新薬開発試験が，その後の医療の画一化に用いられていることが問題だと私も考えます．

問題意識をもつのはわれわれ個別の医師だけで，ランダム化比較試験に投資したメーカー，規制当局は現状にて問題がありません．専門家として freedom を喪失した医師と，標準的治療ではメリットのない個別の症例が損をする仕組みが問題と私は理解しています．

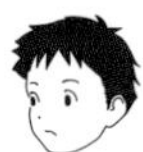

研修医: 診療ガイドラインを書いているのは各学会の専門家ですから，その専門家の書いたガイドラインはやはり正しいと私は思います．

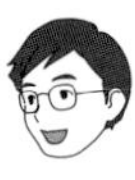

指導医: 専門家は医師としての専門家です．残念ながらランダム化比較試験の専門家ではありません．日本にはランダム化比較試験の詳細に詳しい専門家がいないので批判的なガイドラインを作れないのだと思います．

もう一つの問題として，各種学会も資本主義社会では資本の魅力から独立できないことが挙げられます．新薬に都合の良いガイドラインであれば企業が買って配ってくれます．学会にしてみればお金も儲かる，自分たちの作ったガイドラインも広く行きわたるという win/win になります．

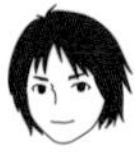

専攻医: なるほど，世の中単純ではないのですね．

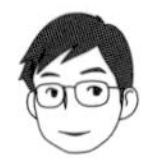

指導医: 科学性の観点からランダム化比較試験には問題があります．ランダム化比較試験では一般的な「人類」における仮説が検証されます 図3-4 ．すなわち，試験に登録される症例は人類を代表する無作為抽出されたサンプルでなければなりません．しかし，実態は欧州，米国，アジアの一部でアフリカ，中東などからの登録はほとんどありません．人類を代表するサンプルとは言い難いと思います．

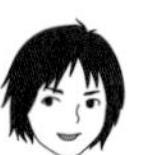

専攻医: 人類を代表するサンプルを得ようと努力したけど無理だったということでしょうか？

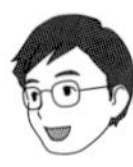

指導医: 臨床試験を行う基盤がない国ではできないですから．ランダム化比較試験の「科学性」は喧伝されているほど高いわけではありません．結構恣意的なのがランダム化比較試験の実態です．

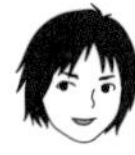

専攻医: PT-INR 2-3 を標的としたワルファリン療法も実臨床と乖離していると思います．実臨床にて PT-INR 2.9 でもワルファリンを減量しないヒトは少ないと思います．PT-INR 1.9 でもワルファリンを増量するヒトもいないと思います．PT-INR 2-3 を標的とすれば INR 2.9 でも次回受診ま

でワルファリンを減量せず，INR 1.9 でも次回までワルファリンを増量することになりますね．なぜ，診療ガイドラインは現実と異なる PT-INR 2-3 を推奨しているのでしょうか？

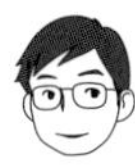

指導医: 私にはわかりません．30 年臨床をしている私の感覚では PT-INR 2 を超えると出血イベントが増加します．私は自分の大事な人にワルファリンを使用するのであればPT-INR 1.7 くらいを目指すと思います．外部の人から「エビデンス」がないと言われるかも知れませんが私は自分の経験を重視します．

さて，現実には標準治療になっていない PT-INR 2-3 を標的としたワルファリン療法を対照とすることによって DOAC, NOAC はワルファリンに対抗できるようになりました．意味がわかりますか？

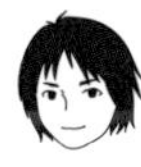

専攻医: 複数の凝固因子を長時間阻害するワルファリンに DOAC, NOAC が有効性で勝てる可能性は少ないので，ワルファリン群の出血イベントリスクをあげることにチャンスを見い出したのですか？

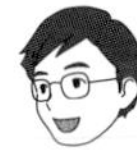

指導医: その通りです．私がやっているように PT-INR 1.7 程度のワルファリン療法をしっかりできれば血栓イベントも出血イベントもほとんど起こりません．頭蓋内出血などは年率 0.2-0.5% 程度と思います．DOAC, NOAC も出血を起こします．任意の PT-INR を標的としたワルファリン療法との比較では有効性，安全性の両方とも NOAC, DOAC はワルファリンに勝てなかったと思います．ワルファリン群の PT-INRの標的をあげることによってかろうじて安全性で勝つ道を選択したのだと思います．

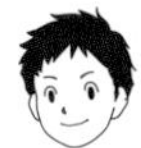

研修医: やはり，製薬企業が主導した試験としてバイアスされているように感じます．

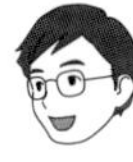

指導医: しかし，ルールを守っています．しっかりと過去の標準治療を設定し，しっかりとしたランダム化比較試験を行っています．むしろ，情報の受け手の君らが「DOAC, NOAC はワルファリンに比べて出血が少ない」のような雑駁な理解をしているところが問題です．4 つの

NOACの開発試験は「NOAC, DOACはPT-INR 2-3を標的としたワルファリンに劣らない」ことを科学的に示しました．アピキサバンのARISTOTLE試験では有効性の優越性すら示しました．4つのNOACの開発試験では重篤な出血合併症は「PT-INR 2-3を標的としたワルファリン」より少なかったことも事実です．

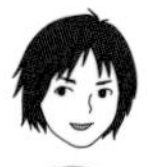
専攻医: 有効性は非劣勢ですね．

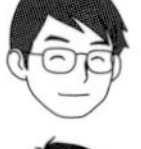
指導医: その通りです．“非劣勢”の意味を知っていますか？

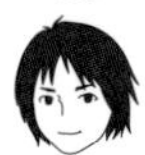
専攻医: 文字通り，劣らないという意味でしょうか？

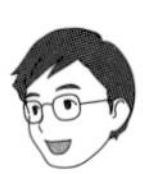
指導医: あたらずといえども遠からずです．臨床試験では有効性，安全性のエンドポイントを事前に決めています．心房細動におけるNOAC, DOACの認可承認試験では有効性のエンドポイントは脳卒中・全身塞栓症でした．脳卒中・全身塞栓症の発症率が事前に設定した揺らぎの範囲に収まっていたというのが非劣勢という意味です．

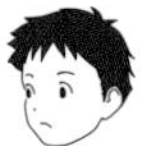
研修医: 非劣勢のマージンは自分で決められるのですか？

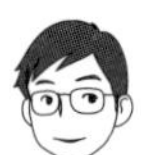
指導医: はい，非常識でないマージンを事前に規制当局との折衝により決めることになります．

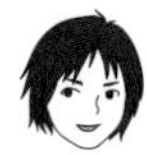
専攻医: やはり，恣意的ですね．

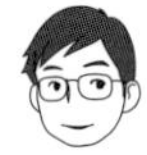
指導医: そうです．恣意的に設定した有効性のマージンの中にあったことをランダム化比較試験により確認したということです．

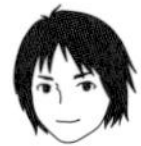
専攻医: でもNOAC・DOACは安全性ではワルファリンに優ったのは事実ですね．

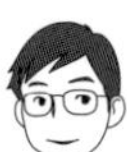
指導医: そうです．しかし，安全性はなかなか難しいところです．たとえば，水はNOAC・DOACより安全ですよね．

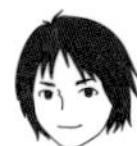
専攻医：そう言われると……その通りですね．

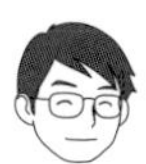
指導医：安全性は薬剤の認可承認においてとても重要な要素ですが，有効性のない薬物はクスリとしての意味もないというのが基本です．有効性が劣らず，安全性に勝ると宣伝されている薬があったら，「水より安全ですか？」と聞くと良いと思います．

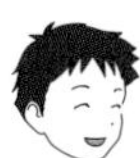
研修医：僕は「水」の脳卒中再発予防効果を示した論文を見たことがあります[11]．水ならば安全性も高くて良いですよね．

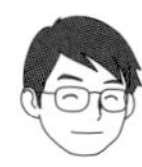
指導医：君はなかなか優秀ですね．ランダム化比較試験は仮説を定性的に検証する方法です．ガイドラインに水は推奨されていませんがね．「科学的臨床試験」による脳卒中再発予防としては「水」には科学的「エビデンス」あります．私がガイドラインの策定委員であれば水の摂取を第一に推奨します．

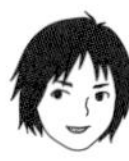
専攻医：ランダム化比較試験にも色々あるのですね．すべてのランダム化比較試験の結果が診療ガイドラインにて平等に扱われているわけでもないこともわかりました．診療ガイドラインを覚えることが臨床の勉強と直結しないとなると，われわれはどんな風に勉強したら良いでしょうか？

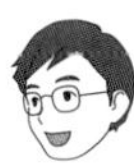
指導医：学問に王道はありません．人間と病気は複雑，精妙です．医師の特権は目の前の個別の症例をしっかり診る機会があることです．個別の症例をしっかり診ましょう．

他人の経験は論文を読めば参考にできます．論文を読むときには，まず臨床試験の目的をしっかり読みましょう．検証されている仮説を確認しましょう．仮説検証の方法を読みましょう．私は学生時代から N Engl J Med をスキミングする習慣があります．ガイドラインを読むよりは原典をしっかり読み込みましょう．

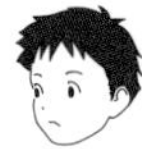
研修医：ガイドラインを覚えるのも大変と思っていましたが，現実はもっと厳しいですね．

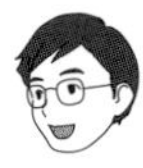

指導医：日本にいると激しく実感することは少ないのですが，世界の基本原理は資本主義です．すべての価値が「お金」に換算できる世界にいることも忘れてはいけません．実際，同じ薬であっても日本では認可承認されていない，適応がない薬は日本では宣伝されません．君たちの情報が，製薬企業など「お金」のある発信者からのものだけになると，宣伝されていない薬，認可承認されている薬でも国内で適応が認めらていない薬については知らないことになってしまいます．

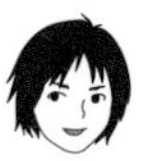

専攻医：DOAC, NOACについては相当宣伝されているので，私は物知りだと思います．心房細動の脳卒中予防と静脈血栓症の予防，治療に適応がありますか？

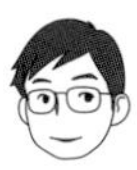

指導医：静脈血栓症の日本のマーケットはわずかですが適応はあります．君がNOAC, DOAC開発責任者だとしたら，もっと大きなマーケットを取りたくないですか？

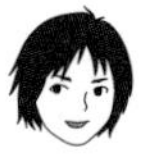

専攻医：抗血栓薬の大きなマーケットというとクロピドグレルが大成功した冠動脈疾患，脳血管疾患，末梢血管疾患ですか？

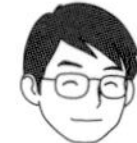

指導医：はい，私もそこを狙います．

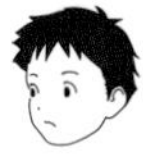

研修医：でも動脈血栓の予防は抗血小板薬ではないのですか？

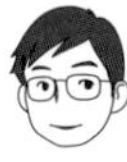

指導医：そのイメージがすでにバイアスされていることを第2章で説明しました．動脈でも静脈でも血栓の主成分には血小板とフィブリンがあります．動脈血栓は当初からNOAC, DOACの大きな標的でした．

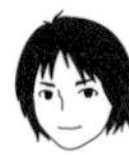

専攻医：では，なぜ私たちは知らないのでしょうか？

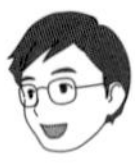

指導医：君たちの受ける情報が，国内で認可承認された薬剤の宣伝によりバイアスされているからでしょう．N Engl J Medを読むとNOAC, DOACが当初から脳梗塞，急性冠症候群などの動脈血栓疾患の適応を目指していることがわかります．

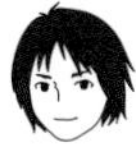
専攻医：ランダム化比較試験も施行されたのですか？

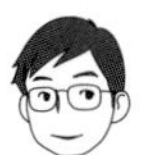
指導医：はい，心房細動におけるNOAC, DOACの成功が，対照を出血合併症の多いPT-INR 2-3のワルファリンにしたことによることを示唆する興味深い結果が報告されています．

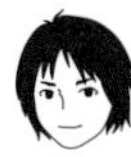
専攻医：本当ですか？

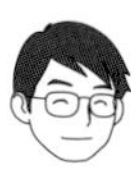
指導医：はい，本当です．心房細動の症例では血栓塞栓症が多いので脳卒中・全身塞栓症を有効性の一次エンドポイントしたワルファリンとの比較試験が行われました．しかし，この有効性の一次エンドポイントの脳卒中は「48時間以上続く神経学的巣症状」として定義されています．また，出血性梗塞も，脳出血さえも脳卒中に含まれています．

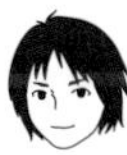
専攻医：それは全く知りませんでした．

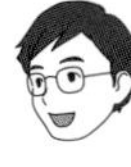
指導医：極端な言い方をすると，INR 2-3のワルファリンという実態とかけ離れた抗凝固薬療法にて脳出血を増やしたけれどもNOAC, DOACは脳卒中では差が出なかった試験ともいえます．対照がPT-INR 2-3のワルファリンでなければ承認されなかった可能性もあります．

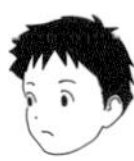
研修医：ちょっと驚きなんですけど．心房細動の脳卒中なので多くは脳血栓塞栓症だったのではないですか？　抗凝固薬は脳血栓塞栓症を予防したのではないのですか？

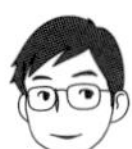
指導医：多分，そうではないのだろうなということを示唆したのが，ESUSの試験です．

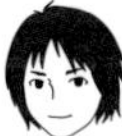
専攻医：“ESUS” って何ですか？

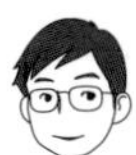
指導医：Embolic Stroke with Unknown Source（ESUS）です．すなわち，心房細動などの原因を確定できていない脳塞栓症のことです．

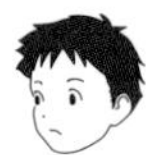

研修医：脳塞栓症の多くは血栓塞栓症でしょうからNOACはしっかり予防したのではないですか？

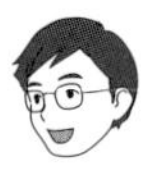

指導医：私も，心房細動よりも良い結果になると想定していました．ESUSを対象としてNOACとアスピリンの比較なので，絶対NOACにおいてESUSは減ると想定していました．

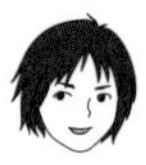

専攻医：まさか，アスピリンと差がなかったということはないですよね．

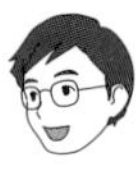

指導医：ところが，そのまさかでした．血栓イベント予防効果が少ないと想定されたアスピリンに比較してダビガトラン，リバロキサバンは血栓イベントを減らしませんでした[12,13]．このことから，心房細動例におけるNOAC, DOACの成功がPT-INR 2-3のワルファリンとの比較の部分がもっとも大事な要素だったのではないかと考えるようになりました．

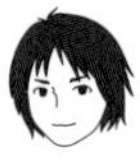

専攻医：いまは各種企業が一生懸命広報しているけど特許切れ後にはマーケットは縮小するかも知れませんね．

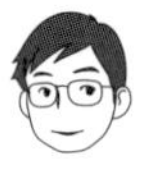

指導医：その可能性は高いと考えます．またESUS以外に，急性冠症候群を対象として抗血小板薬使用下のNOAC, DOACの有効性，安全性を検証する試験が多数施行されたことを知っていますか？　アピキサバンでは，抗血小板併用療法施行下のプラセボとアピキサバンの比較試験が施行されました[14]．アピキサバン群では重篤な出血が多かった割に血栓イベントが減らなかったので適応拡大を諦めました．

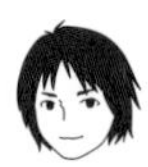

専攻医：アピキサバンはもっとも安全なNOACと思っていました．

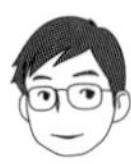

指導医：心房細動を対象としたARISTOTLE試験ではPT-INR 2-3のワルファリン治療よりは出血合併症は少なかったです．しかし，アピキサバンも抗凝固薬なので出血イベントはプラセボより増加させます．

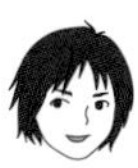

専攻医: なぜ，企業は重篤な出血を増やすことをきちんと説明しないのですか？

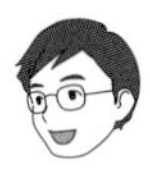

指導医: 資本主義の世の中では法律に記載がない限り，自分に損になる情報を積極的に広報する必要はありません．急性冠症候群の試験ではアピキサバンは心房細動の脳卒中予防と同じ用量を用いて失敗しました．リバロキサバンは 2.5 mg 1 日 2 回という用量を選択しました[15]．

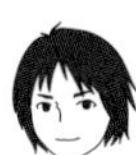

専攻医: リバロキサバンは 1 日 1 回で十分という話を散々聞いているので，1 日 2 回投与の試験をしていたとは驚きです．

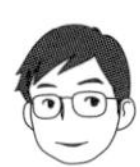

指導医: 急性冠症候群を対象とした試験ではアスピリン・クロピドグレルにリバロキサバンを追加すると心血管死亡・心筋梗塞・脳卒中の複合エンドポイント，ステント血栓症が減ることが示され注目されました[15]．欧州では急性冠症候群における 2.5 mg 1 日 2 回のリバロキサバンの適応を承認しているはずです．当然ですが，重篤な出血合併症は増加しました．死亡の追跡も不十分だとされ，米国は承認しませんでした．また日本もしかりです．

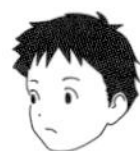

研修医: 人類の均一性を前提としてランダム化比較試験を行っているのに，認可承認には地域差があるのですね．

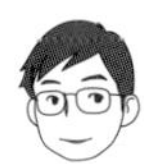

指導医: ランダム化比較試験の結果は科学的事実です．その科学的事実の評価は各国の規制当局の自由です．グローバル化が叫ばれ，世界を 1 つにする globalism が世界を飲み込みそうになりました．一方，globalism に対立する概念として国民国家の独立性を重視する方向があります．良い，悪い，の判断は各人の重視する原理により異なります．私はファシズムとコミュニズムが何よりも嫌いなので，個人の自由度が最大限となる世界が良いと思っています．Globalism が良いと思うときもあり，国民国家を重視する patriotism が良いと思うときもあります．君たちも，良い，悪いの判断で決めているのか，好き，嫌いの判断で決めているのか，自分の原理に対して意識的になるのが良いと思います．

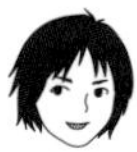

専攻医：結局，欧州における適応拡大だけで止まってしまったのですか？

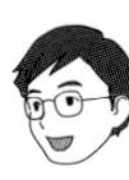

指導医：アスピリンとクロピドグレル（$P2Y_{12}$ 阻害薬）ですでに高いリスクで出血します．クロピドグレルは特許切れして安価な薬となりました．クロピドグレルを標準治療としてアスピリンを除外してリバロキサバンの有効性，安全性を検証しました[16]．

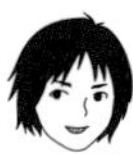

専攻医：頑張りますね．

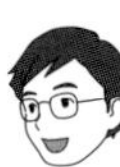

指導医：日本でも急性冠症候群は年間 10 万人発症します．約 500 円のリバロキサバンのマーケットができて，1 年間服用するとなれば大きいです．日本だけでも年間 200 億円くらいになるのではないですか？

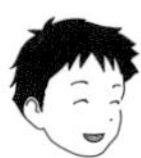

研修医：それは頑張りますね．心房細動と違ってアピキサバンが撤退しているので 200 億円総取りできるわけですから．

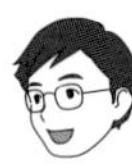

指導医：で，頑張ったのですが，アスピリンを除外した GEMINI-ACS2 試験でも明確な有効性を示すことができませんでした[16]．特許切れも近づいているので急性冠症候群はここで諦めました．しかし，冠動脈疾患・脳血管疾患・末梢血管疾患の atherothrombosis 試験と末梢血管疾患を対象とした試験を継続しました．クロピドグレル後，各種抗血小板薬にて脳血管疾患では出血が多いことがわかってきたので冠動脈疾患と末梢血管疾患あるいは，末梢血管疾患のみを対象としました．アスピリン群，リバロキサバン 5 mg bid 群，アスピリン・リバロキサバン 2.5 mg bid 群の 3 群比較試験を COMPASS，アスピリン群とアスピリン・リバロキサバン 2.5 mg bid 群の比較試験を VOYAGER PAD 試験として施行しました[17]．

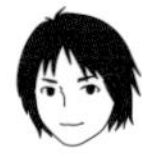

専攻医：ランダム化比較試験は 2 群間比較試験が基本と思っていました．3 群比較という方法もあるのですね．

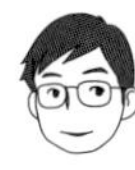

指導医：はい，COMPASS 試験では安全性モニタリング委員が 3 群比較の内容をていねいにみていました．COMPASS 試験では 3 群比較にて開始しましたが，リバロキサバン 2.5 mg/ アスピリン群の有効性がまさっていたので早期終了しています．

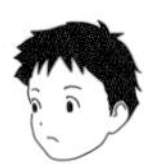

研修医：3 群比較も難しいし，途中で特定のアームを中断するのも難しいですね．基礎の研究者が研究の途中で特定のアームを中止することは想像し難いと思います．

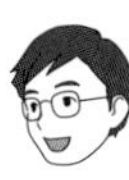

指導医：臨床試験の「科学性」を強調したいのですが，実態はかなり恣意的ということの一例です．診療ガイドラインはエビデンスレベルの高い臨床研究の結果を推奨しています．エビデンスレベルの高い臨床研究を施行するためには莫大なコストが必要です．莫大なコストを負担するのは臨床研究に投資する新薬開発メーカーです．新薬開発メーカーの投資した試験の結果が，診療ガイドラインにて推奨されることになるので高価な新薬の使用が推奨される現状となります．

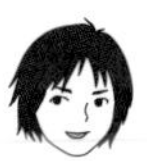

専攻医：私は病人を救いたいと医学を志しました．診療ガイドラインはもっとピュアな気持ちで作成されていると考えていました．

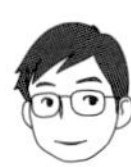

指導医：それなりに原理に忠実に作成されています．「科学的」な臨床試験の結果に基づいた推奨という点ではぶれていません．資本主義というルールの中で自分が一人勝ちする方法を考えた巨大製薬メーカーの知力が優っていました．私は 30 年も医者をやっているので，「わしの 30 年の経験と合致せぬガイドラインなど認めぬ」とがんこ爺さんをしても良いと思いますが，若い君たちは現在のルールの中で自らの生き様を作っていかないといけないところが大変ですね．

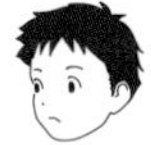

研修医：医学にかかわる人はヒポクラテスの誓いに基づきフーフェランドの医戒*を遵守する志の高い人ばかりと思っていました．

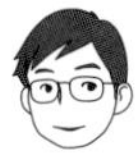

指導医：志の高さのみでは資本主義の過当競争を生き残れない時代がくるかも知れません．「何が正しいのか？」の基本原理について，つねに真

剣に考えて，自分が正しいと思っているのでなくて，他人から「正しいと思わされる」ことがないようにしないといけません．医師は尊敬され，社会から守られた存在です．いつまでも尊敬され，社会から守られるためには賢くならなければなりません．

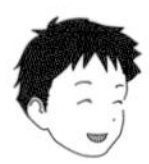
研修医：臨床医学とは改めて奥深いものですね．

(2) 抗血小板薬の臨床試験

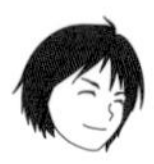
専攻医：抗凝固薬の臨床試験の実際について，深く解説いただきありがとうございました．抗血小板薬も各種の臨床試験が施行されていると思います．

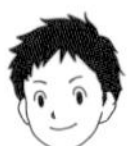
研修医：抗凝固薬のハードルは高いのですが，抗血小板薬なら僕でも処方できると思います．

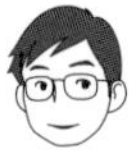
指導医：たしかに，抗血小板薬の代表であるアスピリンは市販薬でもあります．有効，安全，安価なのでアスピリンは処方しやすいでしょうね．

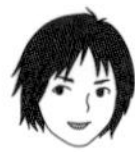
専攻医：アスピリンの認可承認の決めてになった臨床試験は何ですか？

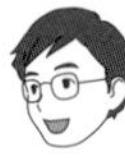
指導医：ランダム化比較試験の結果に基づいて薬剤の認可承認をしようという方向は1980年代くらいからです．以前には，薬剤というものは薬効薬理に基づいて使用するのが「正しい」という時代がありました．

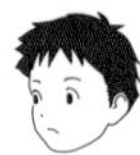
研修医：薬剤の認可承認のような大事なことでも時代とともに基準が変わるのですか？

---

* どちらも医療倫理に関する古典．前者は医学の祖とされる古代ギリシアの人物，後者はベルリン大学教授でその著書の中で「医師の義務」を記し，日本には幕末期に緒方洪庵の訳を通じて広まった．患者を貴賤貧富で分けず，最善を尽くして患者の心身の快癒に努めることを医療者に課している．

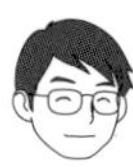
指導医：その通りです．その時代を特徴づける歴史的な文章が残っています．昭和 54 年 8 月 29 日付けの日本医師会会長武見太郎先生に宛てた当時の橋本龍太郎厚生大臣（今の厚生労働大臣）の書簡と，同時に発出された社会保険診療報酬支払基金理事長に宛てた厚生省からの保発第 51 号 昭和 55 年 9 月 3 日の通知です．橋本龍太郎厚生大臣はのちに総理大臣も務められました．その人が「薬効表示について，医学と医師の立場が全く無視され，製薬企業の資料のみによる病名決定で用途が規定されることは誤りでありました．厚生大臣としては，薬理作用を重視するものであり，能書については，薬理作用の記載内容を充実する方向で改善するよう，薬務局に対し指示いたしました．したがって，医師の処方は薬理作用に基づいて行われることになります．」と率直なお詫びの手紙を書くのですから，当時の日本医師会会長は偉かったですね．

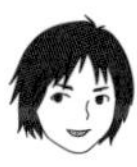
専攻医：大臣が，医師の処方は薬理作用を重視すると言っているとなると，少なくとも日本の臨床における薬剤処方は薬理作用に基づいて医師が個別判断するのが当時の原則だったのでしょうね．

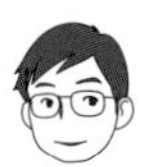
指導医：そうですね．

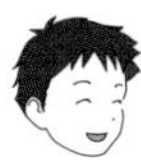
研修医：「正しい」の意味が時代とともに変化するという意味がわかり始めました．

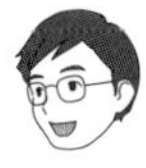
指導医：ランダム化比較試験により臨床的仮説を検証することの意味を明確に示したのが急性期心筋梗塞を対象とした ISIS-2 試験でした．心筋梗塞急性期という死亡率も高い不安定な病態の症例に対してランダム化比較試験を施行するという精神に驚きました．当時，心筋梗塞急性期の標準治療は確立されていなかったので「プラセボ」とアスピリン，ストレプトキナーゼ，アスピリン・ストレプトキナーゼの比較試験でした．

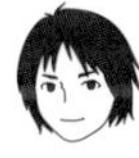
専攻医：アスピリンにより 1 カ月以内の心血管死亡率が 25% 減少することのインパクトが大きかったことは理解しています．エビデンスに基づいた医療の重要性を強調する実例として ISIS-2 はよく使用されています．ストレプトキナーゼも死亡率を 25% 減少させました．また，アスピ

リン・ストレプトキナーゼにて死亡率は半減しました．それでも，今ストレプトキナーゼが残っていないのはなぜですか？

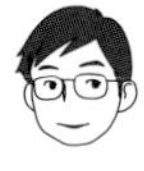

指導医：痛いところをつきますね．ランダム化比較試験によるエビデンスを重視すると言っていても，実際はランダム化比較試験によるエビデンスを「都合の良いときだけ」重視するという今の医療の論理の欠点を鋭くついています．

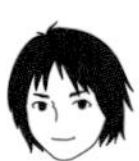

専攻医：ISIS-2 試験では同じように心筋梗塞急性期の心血管死亡率を減少させた薬剤であっても「アスピリンはエビデンスに基づいて広く使用され」，「ストレプトキナーゼはエビデンスがあっても使用されていない」のはおかしな現象ですね．

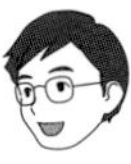

指導医：まさに，「都合の良いときだけ」エビデンスを重視するという現状の問題点を反映しています．出血リスクの少ないアスピリンに比較して，ストレプトキナーゼでは出血が多かった，非選択的な線溶薬であるストレプトキナーゼに対してフィブリン選択性の高い組織型プラスミノーゲン活性化因子（tissue type plasminogen activator: t-PA）が開発された，などストレプトキナーゼが普及しなかった理由はありました．

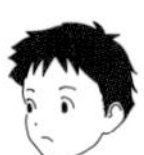

研修医：「科学的仮説検証試験」の結果も結構恣意的に使われているのですね．

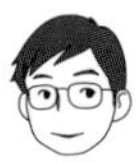

指導医：ランダム化比較試験は確立された科学的方法であるけれども，試験結果が「正しい」か否かは状況によって変化することを理解しておく必要があると思います．

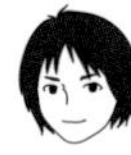

専攻医：クロピドグレルが CAPRIE 試験の成功により世界において広く使用された歴史は各所で伺っています．特許が切れてからは「クロピドグレルは素晴らしい」という話は聞かなくなりました．

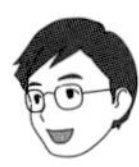

指導医：特許切れによりクロピドグレルは著しく安価になりました．特に，米国では価格はブランド品の 1/10 以下になります．薬は有効性，安

JCOPY 498-13440

全性，経済性が大事です．クロピドグレルはアスピリンに勝る有効性，安全性がCAPRIE試験にて示され，特許切れにより経済性も改善されたのでまさにスーパードラッグとなりました．

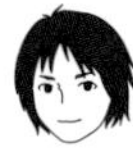

専攻医：先生はそうおっしゃいますが，冠動脈インターベンション後には効果発現の速いプラスグレルの方が使用されているのが日本の実態と思います．

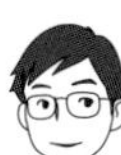

指導医：では，プラスグレルの有効性がクロピドグレルに勝ることを示したエビデンスはありますか？

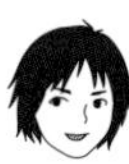

専攻医：日本で施行されたPRASFIT-ACS試験[18]にてクロピドグレルよりも効果発現が速いことが示されたと聞きますが違いますか？

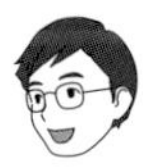

指導医：ランダム化比較試験の原則を忘れたようですね．日本人のみを対象として施行されたPRASFIT-ACS試験の科学性は高いですか？

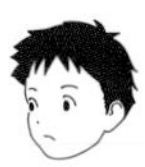

研修医：人類の均質性を前提とするのであれば，日本だけから症例を抽出する試験はおかしいですね．「日本人」の均質性を前提に，「日本人」にだけ通用する科学という考えでしょうか？

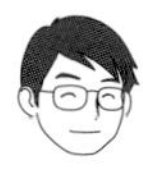

指導医：たしかに，科学の基本は他の人も再現できる事実なので，「日本人」だけを対象とするのであれば全く科学的ではないとは言いきれないですね．「正解」は一つではないので世界の人は同意しないでしょうが，「日本人」だけに成立する科学的事実をPRASFIT-ACS試験が示しましたと言えば100％否定するのは難しいかも知れません．PRASFIT-ACS試験ではプラスグレルとクロピドグレルが比較されています．しかし，プラスグレル群とクロピドグレル群の有効性エンドポイント発現率には差異がありませんでした．

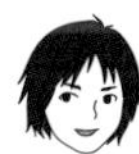

専攻医：本当ですか？　カプランマイヤー曲線にて有効性エンドポイント発現率はプラグレル群にて低く，安全性エンドポイント発現率もプラスグレル群にて低い図を見たことがありますが…….

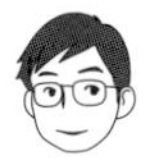

指導医: しかし，両群間には統計学的差異はありません．PRASFIT-ACS 試験は科学的な仮説検証試験ではありません．日本の規制当局が認めた傾向をみる試験です．国民国家には主権があります．薬剤の認可承認も国家主権の一つと考えれば，日本が世界と異なることをしても独立国としては当然の選択とも考えられます．

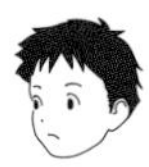

研修医: 先生はプラスグレルを良い薬と思いますか？

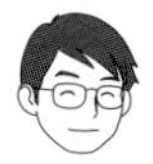

指導医: はい，日本が開発した薬ですから当然贔屓(ひいき)にします．しかし，世界の他の学者に説明するのは困難です．苦しい言い訳の理屈を出版してはおります[19]．医療をランダム化比較試験の結果に基づいて「科学的」に行うことが都合の良いときには科学を強調し，都合が悪いときには経験，歴史的経緯などの理屈を捏(こ)ねるという対応が間違っているとは思っていません．個別の症例の最適治療という視点では正解は誰も知りませんから．

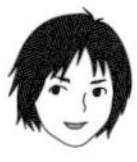

専攻医: 日本ではプラスグレルを 20 mg loading して，3.75mg 使用しています．欧米では 60mg loading して，10mg 使用しているというのは本当ですか？

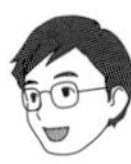

指導医: 本当です．急性冠症候群におけるクロピドグレルとプラスグレルの有効性と安全性を比較検証する TRITON-TIMI 38 試験[20]では 60mg loading に続く 10mg が使用されました．

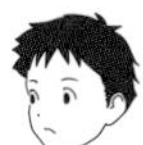

研修医: 日本の用量の 3 倍ですか？　それはさすがに重篤な出血合併症が増えるのではないですか？

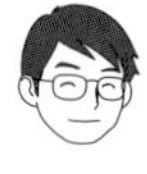

指導医: その通りです．有効性のエンドポイントである心血管死亡・心筋梗塞・脳卒中の複合エンドポイントはプラスグレル群にて少なかったものの，重篤な出血合併症がプラスグレル群にて多くなりました．特に，出血死亡がプラスグレル群にて多かったことは急性冠症候群の標準治療をプラスグレルが転換できなかった最大の理由となりました．

JCOPY 498-13440

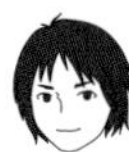

専攻医：日本ではプラスグレルがクロピドグレルから転換され，世界ではチカグレロールが多く使用されていると伺っています．何か特別の理由があるのですか？

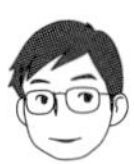

指導医：ランダム化比較試験の恣意性を今までお話ししてきました．新薬の臨床開発を行う場合，過去の標準治療に勝てそうな戦略を選ぶか，中立的方法を行うか？，戦略に幅があるのはわかりますか？

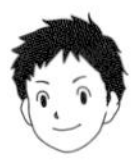

研修医：すべての試験は中立的に行う方が良いと思います．

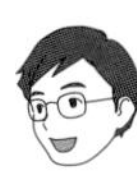

指導医：理想はそうであっても，試験に投資している新薬メーカーにすれば，認可承認を得られる結果を目指した工夫をするのは当然ですね．工夫が上手な場合とそうでない場合があります．

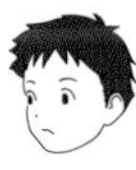

研修医：プラスグレルのTRITON TIMI-38は中立的に行われたように思えます．

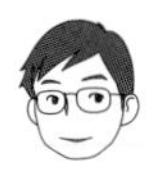

指導医：私もそう思います．チカグレロールのPLATO試験は戦略的でした[21)]．急性冠症候群の症例を対象とする部分は変わらないのですが，TRITON TIMI-38ではPCIを予定している症例を対象としているのに対してPLATOでは治療方針を決める前にランダム化したことが良い結果につながりました．理由はわかりますか？

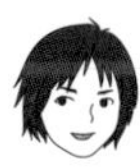

専攻医：以前お話を伺ったことがあります．PLATOでは10%程度の症例が緊急冠動脈バイパスを受けたとのお話だったと思います．冠動脈バイパス症例は重篤な出血イベントになるのでチカグレロールによりクロピドグレルに比較して2%から3%に重篤な出血イベントが増えても12%と13%の差になれば統計的有意差にならないとのお話だったと思います．

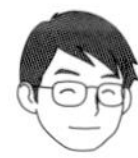

指導医：よく記憶していました．ランダム化の時期を治療方針決定前にするか，治療方針決定後にするかの小さな差が安全性のイベントの差を規定することを示す好例と思います．ランダム化比較試験は科学的に行

えるポテンシャルはあるけれども結果を大きく変えうる恣意性があることをご理解ください．この程度のランダム化比較試験の結果に基づいて，多くの医師の診療を縛る診療ガイドラインを作るとは何事か？　というのが私の主張です．

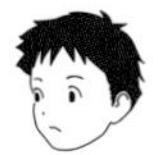
研修医：ランダム化比較試験のデザインが結果に影響を与えるほど恣意的とは思いませんでした．

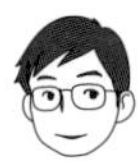
指導医：PLATO試験には日本は参加しませんでした．そこでPHILO試験を日本，韓国，台湾の国際共同試験として実施致しました[22)]．

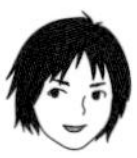
専攻医：プラスグレルと同じように用量を減らしたのですか？

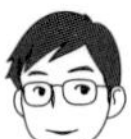
指導医：いえ，世界と同じ用量にて施行しました．

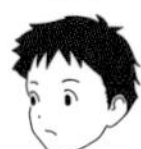
研修医：日本人は体格も小さいし，出血しやすいのではないですか？

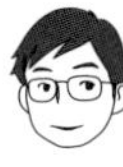
指導医：日本人が世界と異なるとなると人類の均質性に注目したランダム化比較試験すら施行できませんので，PHILO試験では世界と同じ用量を選択しました．結果としては予想通り，チカグレロールにて出血が多い傾向かつ心血管イベントもチカグレロール群にてクロピドグレルよりも多いとの結果になりました．

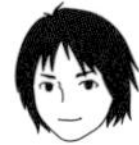
専攻医：では日本では認可承認しなかったのですか？

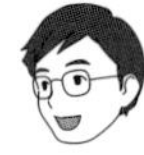
指導医：いえ，承認されました．科学的事実はPLATO試験で，PHILO試験ではPLATO試験と統計学に異なる結果は出なかったとの論理と推察します．

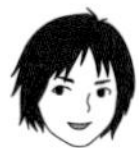
専攻医：しかし，試験が恣意的なだけでなく，薬剤の認可承認も思った以上に恣意的ですね．

JCOPY 498-13440

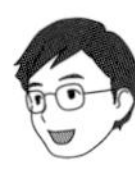

指導医: 恣意的であるとみるか，恣意的でないとみるかは人によって異なると思います．ランダム化比較試験にて医療の「正解」がわかるという発想は誤りと思います．ランダム化比較試験は現状では薬剤の認可承認，適応拡大には必須のプロセスではありますが，実臨床へのインパクトを決めるのは個別の医師であることを忘れないでください．

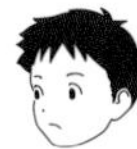

研修医: ランダム化比較試験は中立的な科学だと信じていたので，先生のお話はいずれも衝撃的です．

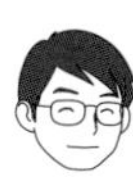

指導医: 皆さん，情報は受け取るのでなく自ら積極的に取ってくる気持を忘れてはいけません．受け取る情報が日本で認可承認された薬剤の販売促進情報のみでは世界の流れについていけません．チカグレロールは急性冠症候群の適応取得後，末梢血管疾患，脳血管疾患，心筋梗塞後の疾患などクロピドグレルが取得していた広い範囲の適応取得を目指したランダム化比較試験を行いました．心筋梗塞後の試験を除いてほとんど失敗に終わりました．改めて抗血小板薬の世界ではアスピリンとクロピドグレルの先進性が確認される結果になりました．

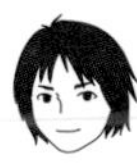

専攻医: 有効，安全，安価となると欠点がないですね．

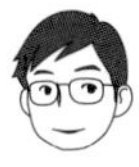

指導医: アスピリン喘息，アスピリン潰瘍，アスピリン抵抗性，クロピドグレル抵抗性，クロピドグレル代謝酵素欠損など名前をつけて欠点を強調しようとしたけれど結局良いものは残るということになりました．

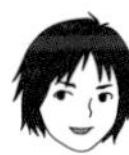

専攻医: もう新規の抗血小板薬は出てこないでしょうか？

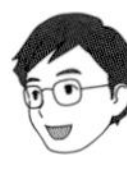

指導医: GPIIb/IIIa受容体阻害薬，トロンビン受容体阻害薬など多くの薬剤が試されてきました．血小板の機能を阻害すると出血が増えるので結局アスピリン，クロピドグレルを超えられないとなっています．日本のシロスタゾールのように，直接血小板機能を阻害しないけれど血小板の活性化を副次的に阻害するような薬剤には可能性があると思います．

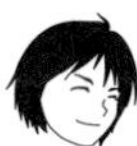

専攻医: ありがとうございました．

◆ 文献 ◆

1) Goto S, Ikeda Y, Shimada K, et al. One-year cardiovascular event rates in Japanese outpatients with myocardial infarction, stroke, and atrial fibrillation. -Results From the Japan Thrombosis Registry for Atrial Fibrillation, Coronary, or Cerebrovascular Events (J-TRACE). Circ J. 2011; 75: 2598-604.
2) Origasa H, Goto S, Shimada K, et al. Prospective cohort study of gastrointestinal complications and vascular diseases in patients taking aspirin: rationale and design of the MAGIC Study. Cardiovasc Drugs Ther. 2011; 25: 551-60.
3) Uchiyama S, Goto S, Origasa H, et al. and Group MS. Major cardiovascular and bleeding events with long-term use of aspirin in patients with prior cardiovascular diseases: 1-year follow-up results from the Management of Aspirin-induced Gastrointestinal Complications (MAGIC) study. Heart Vessels. 2020; 35: 170-6.
4) Uemura N, Sugano K, Hiraishi H, et al. and Group MS. Risk factor profiles, drug usage, and prevalence of aspirin-associated gastroduodenal injuries among high-risk cardiovascular Japanese patients: the results from the MAGIC study. J Gastroenterol. 2014; 49: 814-24.
5) Connolly SJ, Ezekowitz MD, Yusuf S, et al. Committee R-LS and Investigators. Dabigatran versus warfarin in patients with atrial fibrillation. N Engl J Med. 2009; 361: 1139-51.
6) Patel MR, Mahaffey KW, Garg J, et al. Investigators RA. Rivaroxaban versus warfarin in nonvalvular atrial fibrillation. N Engl J Med. 2011; 365: 883-91.
7) Granger CB, Alexander JH, McMurray JJ, et al. Committees A and Investigators. Apixaban versus warfarin in patients with atrial fibrillation. N Engl J Med. 2011; 365: 981-92.
8) Giugliano RP, Ruff CT, Braunwald E, et al. Investigators EA-T. Edoxaban versus warfarin in patients with atrial fibrillation. N Engl J Med. 2013; 369: 2093-104.
9) Hori M, Matsumoto M, Tanahashi N, et al. Investigators JRAs. Rivaroxaban vs. warfarin in Japanese patients with atrial fibrillation - the J-ROCKET AF study. Circ J. 2012; 76: 2104-11.
10) Kakkar AK, Mueller I, Bassand JP, et al. Risk profiles and antithrombotic treatment of patients newly diagnosed with atrial fibrillation at risk of stroke: perspectives from the international, observational, prospective GARFIELD registry. PLoS One. 2013; 8: e63479.
11) Mücke S, Grotemeyer K-H, Stahlhut L, et al. The influence of fluid intake on stroke recurrence - A prospective study. J Neurol Scie. 2012; 315: 82-5.
12) Hart RG, Sharma M, Mundl H, et al. Investigators NE. Rivaroxaban for stroke prevention after embolic stroke of undetermined source. N Engl J Med. 2018; 378: 2191-201.
13) Diener HC, Sacco RL, Easton JD, et al. Committee R-SES and Investigators. Dabigatran for prevention of stroke after embolic stroke of undetermined source. N Engl J Med. 2019; 380: 1906-17.
14) Alexander JH, Lopes RD, James S, et al. Investigators A-. Apixaban with antiplatelet

therapy after acute coronary syndrome. N Engl J Med. 2011; 365: 699-708.
15) Mega JL, Braunwald E, Wiviott SD, et al. Investigators AAT. Rivaroxaban in patients with a recent acute coronary syndrome. N Engl J Med. 2012; 366: 9-19.
16) Ohman EM, Roe MT, Steg PG, et al. Clinically significant bleeding with low-dose rivaroxaban versus aspirin, in addition to P2Y12 inhibition, in acute coronary syndromes (GEMINI-ACS-1): a double-blind, multicentre, randomised trial. Lancet. 2017; 389: 1799-808.
17) Eikelboom JW, Connolly SJ, Bosch J, et al. Investigators C. Rivaroxaban with or without aspirin in stable cardiovascular disease. N Engl J Med. 2017; 377: 1319-30.
18) Saito S, Isshiki T, Kimura T, et al. Efficacy and safety of adjusted-dose prasugrel compared with clopidogrel in Japanese patients with acute coronary syndrome: the PRASFIT-ACS study. Circ J. 2014; 78: 1684-92.
19) Goto S. Global trial or local one? Circulation. 2019; 140: 1878-80.
20) Wiviott SD, Braunwald E, McCabe CH, et al. Investigators T-T. Prasugrel versus clopidogrel in patients with acute coronary syndromes. N Engl J Med. 2007; 357: 2001-15.
21) Wallentin L, Becker RC, Budaj A, et al. Ticagrelor versus clopidogrel in patients with acute coronary syndromes. N Engl J Med. 2009; 361: 1045-57.
22) Goto S, Huang CH, Park SJ, et al. Ticagrelor vs. clopidogrel in Japanese, Korean and Taiwanese patients with acute coronary syndrome - randomized, double-blind, phase III PHILO study. Circ J. 2015; 79: 2452-60.

CHAPTER

4 人工知能とコンピュータのインパクト

A 人工知能の登場

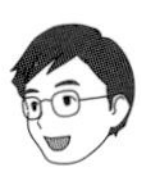

指導医: 医療における「正解」を考えるために人工知能についても皆さんと議論しておきたいと思います．皆さんは医療における人工知能の関与をどのように考えていらっしゃいますか？

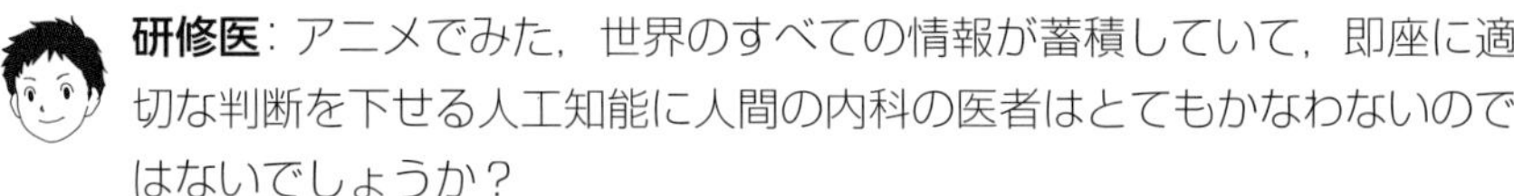

研修医: アニメでみた，世界のすべての情報が蓄積していて，即座に適切な判断を下せる人工知能に人間の内科の医者はとてもかなわないのではないでしょうか？

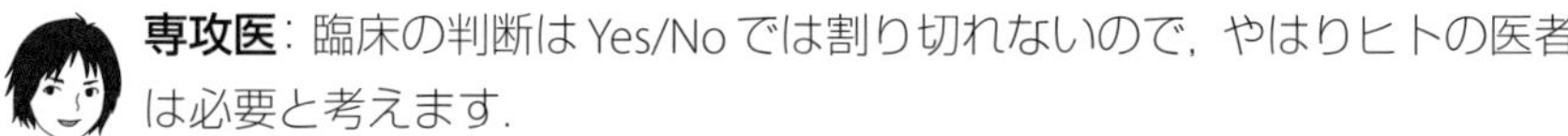

専攻医: 臨床の判断はYes/Noでは割り切れないので，やはりヒトの医者は必要と考えます．

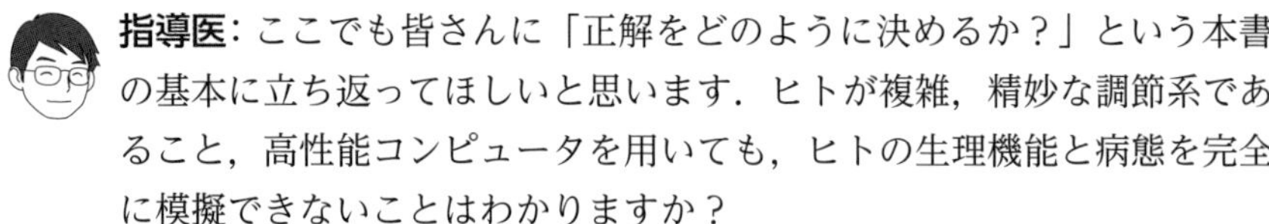

指導医: ここでも皆さんに「正解をどのように決めるか？」という本書の基本に立ち返ってほしいと思います．ヒトが複雑，精妙な調節系であること，高性能コンピュータを用いても，ヒトの生理機能と病態を完全に模擬できないことはわかりますか？

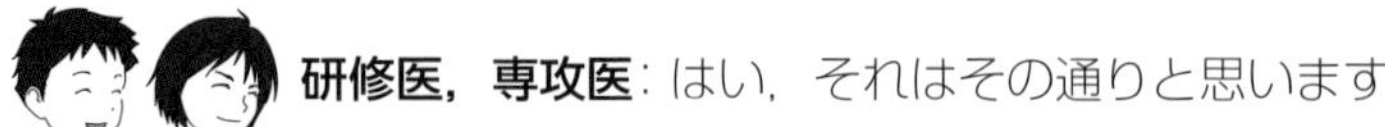

研修医，専攻医: はい，それはその通りと思います．

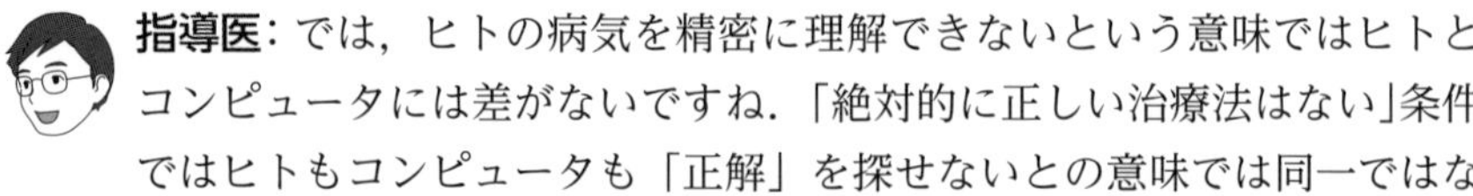

指導医: では，ヒトの病気を精密に理解できないという意味ではヒトとコンピュータには差がないですね．「絶対的に正しい治療法はない」条件ではヒトもコンピュータも「正解」を探せないとの意味では同一ではな

JCOPY 498-13440

いですか？

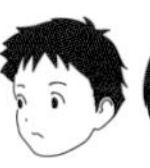
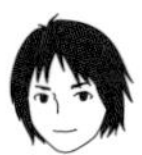

研修医，専攻医：はい，絶対的真実がわからないという意味では先生のおっしゃる通りと思います．

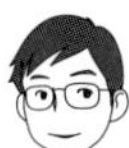

指導医：となると，「人工知能」は凄そうにみえても，医療における役割はヒトとあまり違いがないのではないですか？

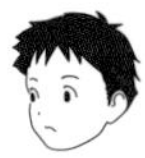
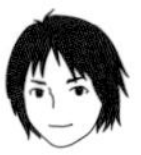

研修医，専攻医：そう言われるとそうかも知れません．

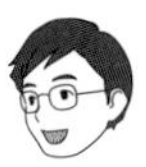

指導医：皆さんが日常行なっているヒトの脳を用いた診断・治療とコンピュータが行う人工知能を用いた診断・治療のどちらが「正しい」と思いますか？

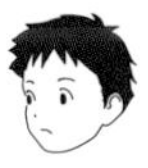

研修医：私は患者さんを診て診断・治療するときにいつも自分が間違っているかも知れないという恐れがあります．人工知能にはこの恐れがないのではないでしょうか？

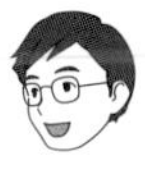

指導医：君に恐れがあるということは，ちょっとやってみてうまく行かなければ方向を変えられるヒトの脳の柔軟性という意味では長所かも知れません．人工知能はコンピュータで作ります．コンピュータとヒトの脳には長所と短所があります．今後の人工知能の社会応用を考えるときには，コンピュータとヒトの脳の長所と短所を理解する必要があります．表1 に簡単にまとめてみました．

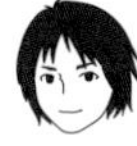

専攻医：コンピュータは単純な計算しかできないのではないですか？

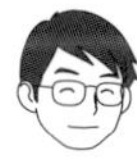

指導医：はい，コンピュータができることはRAMの各部位のon/offを決めるだけです．また，できる計算も単純な四則演算が基本です．しかし，膨大な計算を並列して行うことができ，また結果をしっかりと記憶して忘れないという長所があります．好き，嫌いなどの感情はないので，すべての情報を並列的に扱うことが可能です．

表1 ヒトの脳とコンピュータの長所と短所

	ヒトの脳	コンピュータ
疲労	疲れる	疲れない
感情	ある	ない
気配り	ある	ない
命令	正確に受けない	正確に受ける
記憶	忘れる	忘れない
計算	間違える	間違えない
直感	ある	ない
多次元データ	扱えない	扱える

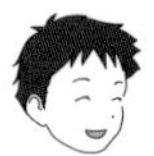

研修医: 感情がないのと記憶を忘れないのは良いですね．誰に対しても公平な判断を期待できると思います．

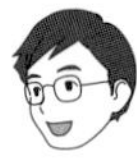

指導医: しかし，単純なことしかできません．人工知能研究の多くは，人工知能が臨床医と同様の判断をできるかどうかを探索している段階です．医療の世界では常に正解をヒトの医師が設定して，その正解をどれだけ予測できる人工知能を作れるかを競っているのが人工知能の現状です．

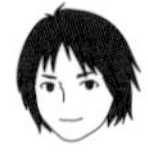

専攻医: 意外に人工知能は万全ではないのですね．

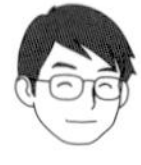

指導医: はい，今のコンピュータを用いた人工知能にはヒトの神経細胞を疑似したニューラルネットワーク（neural network）が使用されています．ニューラルネットワークを複雑に組み込むと難しい問題が解けるように思えるのですが，あくまでも正解のある問題の正解を予測する能力があるのみです．医療のようにヒトが正解を設定する世界では，人工知能の能力は限局的と思います[1)]．

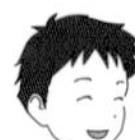

研修医: アニメの世界のような人工知能の登場にはもう少し時間が必要なのですね．

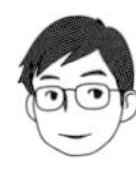

指導医: ヒトの身体と疾病発症の複雑性から考えると医学についてコンピュータは最終的にヒトに追いつけないかも知れません．臨床医が人工知能を容易に利用できる時代はくるでしょうが，ヒトの診断，治療はヒト以外にはできないというのが最後の答えかも知れません．

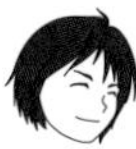

専攻医: 人工知能の時代を恐れる必要がないかも知れないのはわかりました．少し安心しました．

B 人工知能の医療応用

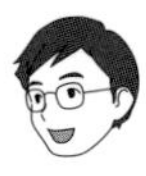

指導医: 医療の世界では定量性は問題となっていません．ランダム化比較試験にて検証されるのは「臨床的仮説のYes/No」のみです．強いYes, 弱いYesなどはありません．仮説を立てる，仮説検証に必要な症例数を設定する，症例を登録する，観察期間内のイベント発症率を比較する，との決まり切ったプロセスにより，薬剤Aの有効性，安全性が薬剤Bと同等との仮説検証のみが可能です．今の医療の科学にて定量性を問題にしていないのが前提であれば，人工知能も仮説のYes/Noのみ予測できれば十分ということになります．

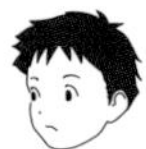

研修医: 先生の説明だと人工知能はずいぶんとしょぼいですね．

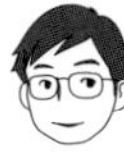

指導医: 言われたことを，言われた通りに，疲労することもなく，文句も言わずに実行できるコンピュータの良さはあります．データの蓄積場所をしっかり用意すれば，世界中の医療情報を徹底的に読み込んで，人の脳が全く予想できなかった因子の疾病への寄与を探してくることは期待できます．

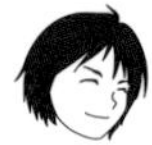

専攻医: ヒトにはエラーもあり，疲労による判断ミスも，感情の起伏もあるので，人工知能に良いところもあることはわかりました．

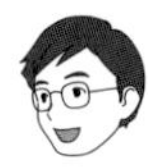

指導医: データの扱いという点で，ヒトの脳とコンピュータには大きな違いがあります．図4-1ⓐのような無秩序なデータの解析を例として考えてみましょう．ヒトの脳はⓐを構成する各データ間のばらつきを直感的に判断できます．コンピュータには直感がありません．ヒトの脳の直感を定量化するために，座標を使うと理解が容易になります．図4-1ⓑのようにX軸とY軸を定義すると，X軸，Y軸に投影することにより各データの大小を定量的に論じることができます．(X軸上ないしY軸上にてより値が大きい / 小さい)．また，ヒトの脳はX軸成分とY軸成分の定量的関係性も理解できます．Y＝aX＋Bのような2次元の相関関係もわかります図4-1ⓑ．X軸をワルファリン使用時のPT-INR, Y軸を重篤な出血イベントの発症リスクのように考えると2次元

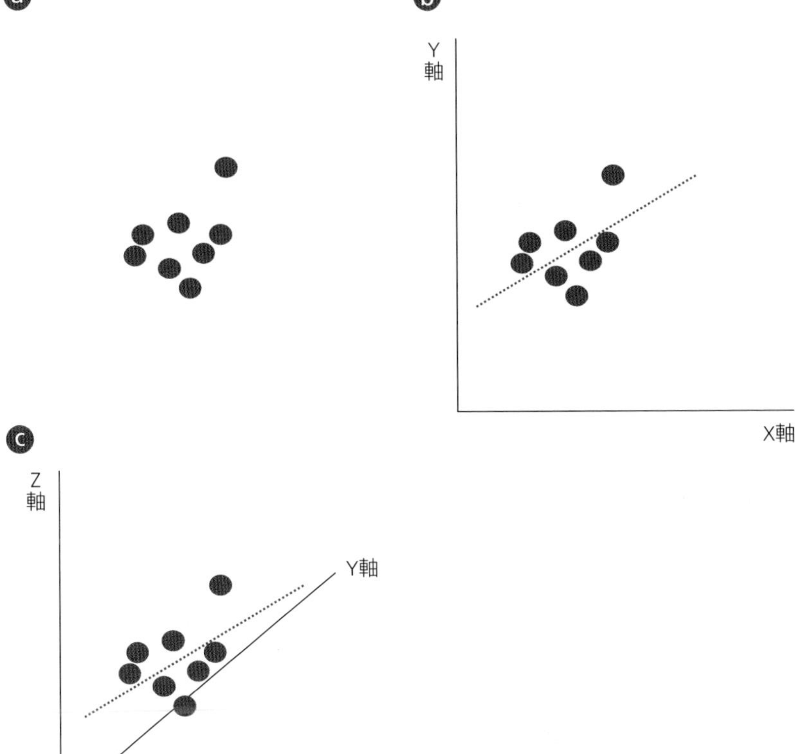

図4-1 データの扱いと次元の意味

データは**a**のように無秩序な状態にある．**b**のようにX軸，Y軸を入れると2次元のデータとなる．2次元のデータをX軸，Y軸に投影すると1次元データとして定量評価が可能となる．X軸の情報とY軸の情報の相関性も$Y=aX+B$などと定量表現もできる．**c**のようにX軸，Y軸，Z軸を設定すると3次元データとなる．X軸，Y軸，Z軸に投影すれば，1次元データとして定量評価できる．3次元データの相関解析には一般的方法はない．しかし，もし上手に相関性を定量できればX軸，Y軸，Z軸間の相関性の評価は不可能ではない．データを4次元以上のデータとして評価することはヒトの脳では困難である．コンピュータは4次元以上の次元のデータであっても評価解析できる．

のデータ分析は日常臨床でも広く使用されています.

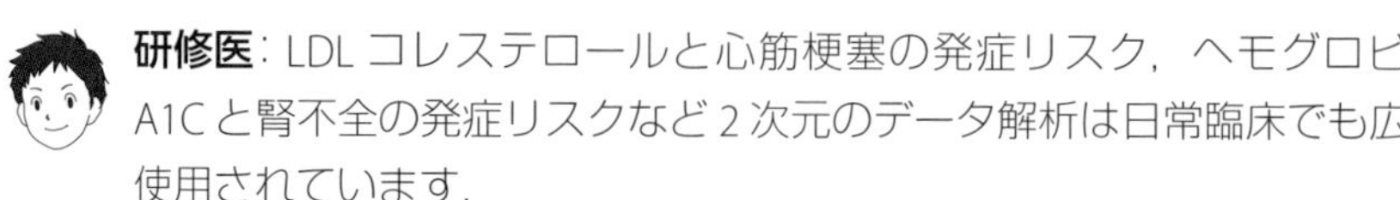

研修医: LDL コレステロールと心筋梗塞の発症リスク，ヘモグロビン A1C と腎不全の発症リスクなど 2 次元のデータ解析は日常臨床でも広く使用されています.

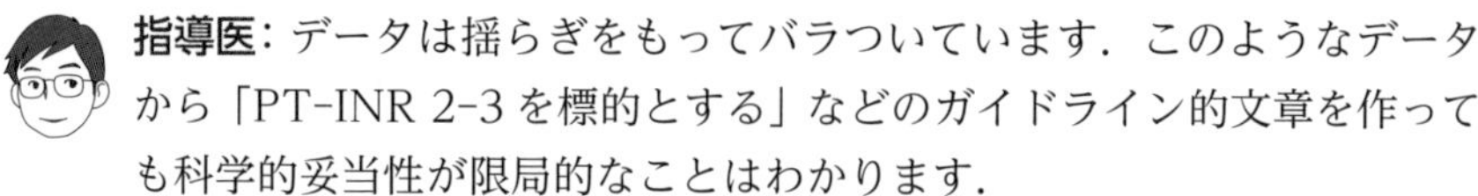

指導医: データは揺らぎをもってバラついています．このようなデータから「PT-INR 2-3 を標的とする」などのガイドライン的文章を作っても科学的妥当性が限局的なことはわかります.

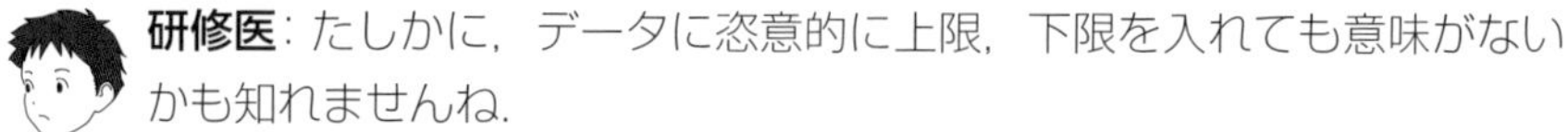

研修医: たしかに，データに恣意的に上限，下限を入れても意味がないかも知れませんね.

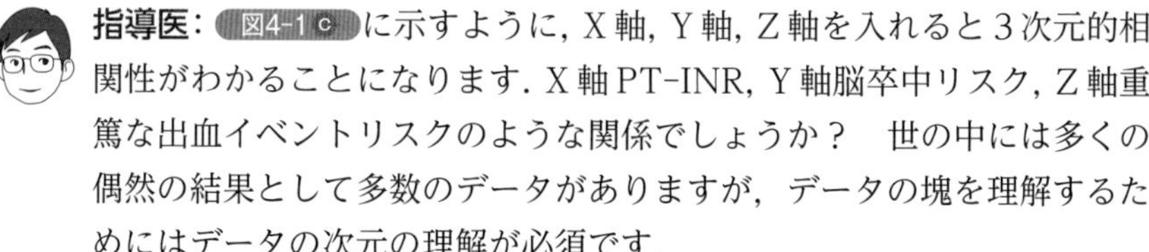

指導医: 図4-1 c に示すように, X 軸, Y 軸, Z 軸を入れると 3 次元的相関性がわかることになります. X 軸 PT-INR, Y 軸脳卒中リスク, Z 軸重篤な出血イベントリスクのような関係でしょうか？　世の中には多くの偶然の結果として多数のデータがありますが，データの塊を理解するためにはデータの次元の理解が必須です.

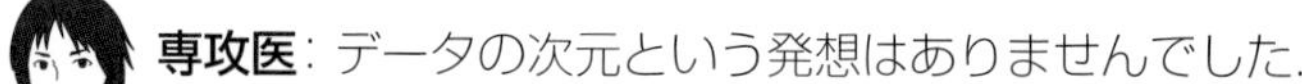

専攻医: データの次元という発想はありませんでした.

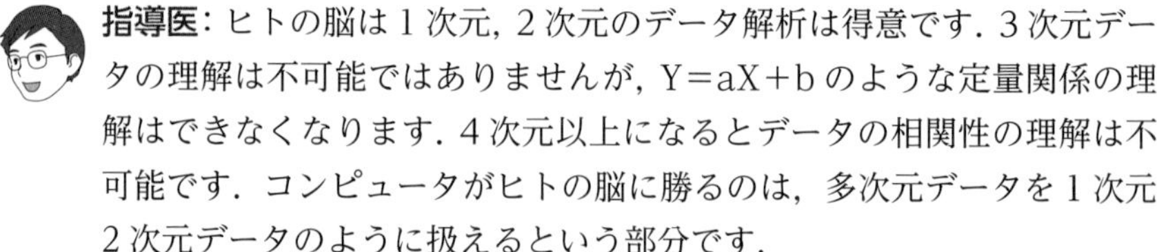

指導医: ヒトの脳は 1 次元, 2 次元のデータ解析は得意です. 3 次元データの理解は不可能ではありませんが, Y＝aX＋b のような定量関係の理解はできなくなります. 4 次元以上になるとデータの相関性の理解は不可能です．コンピュータがヒトの脳に勝るのは，多次元データを 1 次元, 2 次元データのように扱えるという部分です.

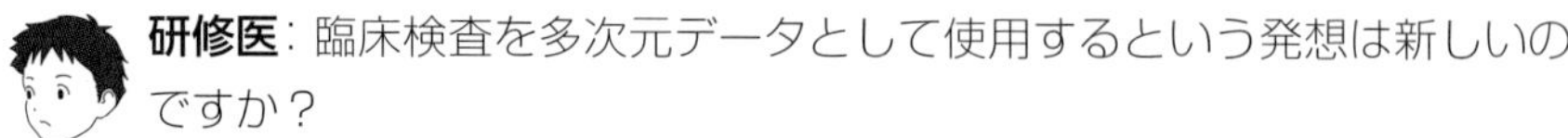

研修医: 臨床検査を多次元データとして使用するという発想は新しいのですか？

指導医: 3 次元までであれば LDL コレステロールと高感度 CRP の相乗的な心筋梗塞発症に及ぼす効果などは解析されていると思います．コンピュータは 3 次元, 4 次元のみならず 30 次元, 100 次元などのデータ解

JCOPY 498-13440

析が可能です．その実例をお示ししたいと思います．実例として，PT-INR の経時変化と臨床イベントの関係を示したいと思います．

皆さん，ワルファリンの投与を開始すると，最初の 1 カ月くらいは PT-INR を週に 1 度くらいは計測しますか？

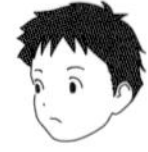

研修医：ワルファリンは怖いので投与数日は毎日計測します．

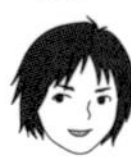

専攻医：最初の投与後は 4 日くらいの間隔で計測していると思います．

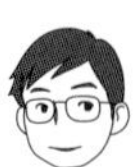

指導医：では，皆さん，投与開始後 30 日以内の PT-INR がどのように変化したら 1 年以内の死亡，脳卒中，重篤な出血を最小にできるかわかりますか？

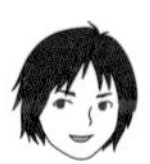

専攻医：ガイドラインに書いてあるように，PT-INR が 1.6-2.6 とか 2-3 の範囲に入るようにすれば良いのではないですか？

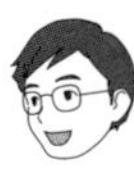

指導医：ガイドラインはエビデンスに基づいています．1 年以上の治療期間内であれば PT-INR：1.6-2.6 とか 2-3 を目指すことに問題はないと思います．私自身は経験的に PT-INR：1.7 くらいを標的にしています．新規にワルファリンを開始した症例の，ワルファリン投与開始早期の不安定な時期の PT-INR をどのようにしたら良いかとの質問です．

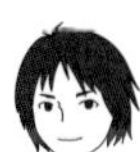

専攻医：PT-INR が 2 になるまではワルファリンを 0.5mg 間隔で増量させますし，PT-INR が 3 を超えたら減量するようにしています．

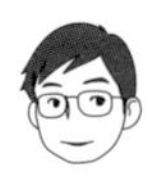

指導医：そのくらいが常識的と思います．PT-INR が初日 1.0，1 週間後 2.5，2 週間後 1.5，3 週間後 2.0 だった場合と，初日 1.0，1 週間後 1.5，2 週間後 2.5，3 週間後 2.0 だった場合はどちらが予後が良いと思いますか？

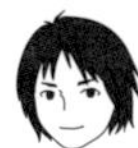

専攻医：直感的判断は難しいです．1 週間後の PT-INR が 2.5 であればワルファリンを 0.5mg 減量するかも知れません．1 週間後の PT-INR が 1.5 であればワルファリンを 0.5 mg 増量するかも知れません．3 週間後の 2.0

に至る経路も一つではないと思います.

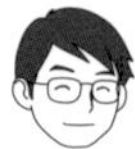

指導医: その通りです. われわれのヒトの脳には想像力があります. 一連の数値の塊をみたら, それなり解釈しようとします. コンピュータにはできない凄技です.

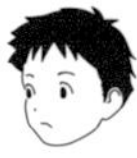

研修医: 各種のデータをまとめて包括的に理解しようとしているヒトの脳の柔軟な解釈から, 単純な文章を拾ってくるガイドライン的手法はもったいないですね.

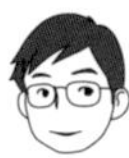

指導医: はい, ある日に計測した PT-INR が 2-3 であれば正しい, PT-INR が 1.6-2.6 であれば正しいなどのガイドライン的主張のために, データが持っている多面的な意味を喪失するのはもったいないと思います. ガイドライン的推奨は, 自分の目の前の患者さんの血栓イベント, 出血イベントを最小にすることを目的とするわけですが, 1 時点の計測よりも複数回の計測値の方が出血, 血栓イベントとの関係は強いと直感的に感じます. しかし, 複数回の計測値の塊と出血, 血栓イベントリスクの関係性の理解はヒトの脳では無理ですね. コンピュータは多次元情報を扱えるので, 入力情報と出力の関係性を調べなさいと命令すれば愚直に関係性を見い出してきます.

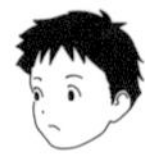

研修医: どんな感じになるか想像もつきません.

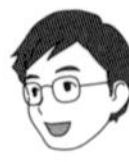

指導医: まず, コンピュータには「ワルファリン開始後 1～30 日の PT-INR の計測値と 31～365 日の重篤な出血, 死亡, 脳卒中・全身塞栓症発症リスクの関係性を調べなさい」と命令します.

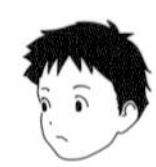

研修医: そんなめちゃくちゃな命令を受けても対応できません.

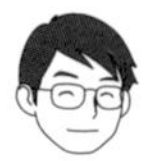

指導医: ヒトの脳には難しいです. でもコンピュータにはできます. ただし, 命令をもう少し細かく分割する必要があります. ワルファリン開始後 1～30 日の PT-INR の計測値を入れる箱から作成します.

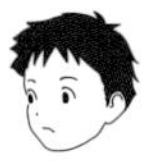

研修医: コンピュータはやってくれないのですか？

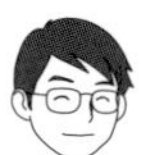

指導医: コンピュータがわかるところまでヒトが準備する必要があります．図4-2 a のようにデータの箱を作ります．データの箱にはワルファリン開始第1日目のPT-INR aから第30日目のddまでのデータを入れることになります．

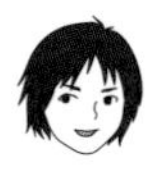

専攻医: PT-INRを毎日測るわけではないのですが…….

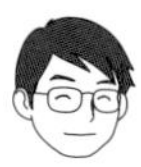

指導医: そこは大丈夫です．計測しなかったときには0とか1とか，コンピュータらしくnullとか入れておけば良いです．個々の患者さんのデータを入れるとAさんではA:（第1日目: 1.1，第2日目: null，第3日目: null，第4日目: 1.6，第5日目: null，第6日目: null，第7日目: null，第8日目: 1.8，第9日目: null，第10日目: null，第11日目: null，第12日目: 2.2，第13日目: null，第14日目: null，第15日目: null，第16日目: 2.6，第17日目: null，第18日目: null，第19日目: null，第20日目: 2.2，第21日目: null，第22日目: null，第23日目: null，第24日目: 1.9，第25日目: null，第26日目: null，第27日目: null，第28日目: 2.0，第29日目: null，第30日目: null）などの入力データセットを作れます．

PT-INR 1.6-2.6を標的としていれば，理想的なコントロールですね．BさんではB:（第1日目: 0.9，第2日目: null，第3日目: null，第4口目: 2.6，第5日目: null，第6日目: null，第7日日: null，第8日目: 1.6，第9日目: null，第10日目: null，第11日目: null，第12日目: 2.6，第13日目: null，第14日目: null，第15日目: null，第16日目: 1.6，第17日目: null，第18日目: null，第19日目: null，第20日目: 2.6，第21日目: null，第22日目: null，第23日目: null，第24日目: 1.6，第25日目: null，第26日目: null，第27日目: null，第28日目: 2.6，第29日目: null，第30日目: null）とデータを集めます．

A, BともにPT-INR 1.6-2.6の範囲に入っていますが，出血イベント，血栓イベントがAとBのどちらが多いかわかりますか？

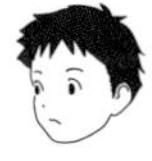

研修医: ちょっと想像ができません．

ⓐ 学習データ用の箱

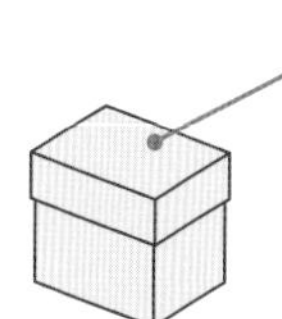

ⓒ 時系列の PT-INR の計測値と臨床予後の関係性をコンピューターのニューラルネットワークにて学習

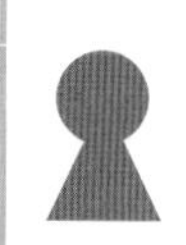
個別患者
時系列の PT-INR 計測情報（ベクトル情報）Day 1～30
臨床予後イベント Day 31～365
新規に作成したニューラルネットワーク（人工知能）による学習

ⓑ 学習データ用の実際

症例 1：（第 1 日目：1.1，第 2 日目：null，第 3 日目：null，第 4 日目：1.6，第 5 日目：null，第 6 日目：null，.....第 28 日目：2.0，第 29 日目：null，第 30 日目：null，第 31 日目：null）
症例 2：（第 1 日目：0.9，第 2 日目：null，第 3 日目：null，第 4 日目：2.6，第 5 日目：null，第 6 日目：null，.....第 27 日目：null，第 28 日目：2.6，第 29 日目：null，第 30 日目：null，第 31 日目：null）
症例 3：
症例 4：
症例 n：

図4-2 時系列の PT-INR 計測データから臨床予後を予測する人工知能モデルの作成

コンピュータに入力する多次元データを作成する．ルールとして PT-INR の計測は 1 日おき，入力データはワルファリン服用開始後 30 日以内とする．ⓐのように，各日の PT-INR を格納するデータの箱を設定する．現実には毎日計測するわけではないので，計測のない日には 1, 0, null などを入れるとのルールを設定する．臨床データベースの実際の PT-INR の計測値を個別の症例についてデータの箱にⓑのように入れる．症例 1 から症例 n まで n 個の 30 次元入力データが作られる．この n 例の症例各々についてワルファリン服用開始 31 日から 365 日の重篤な出血，死亡，脳卒中の発症の有無の情報を PT-INR 情報とともにニューラルネットワークにⓑのように学習させて予後予測可能な人工知能モデルを作成する．

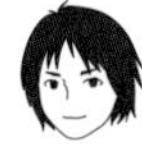

専攻医：ばらつきが大きい方がイベントは多いように思います．強い根拠はありませんが．

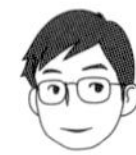
指導医: 私も全く予想ができません．このような多次元のデータをヒトの脳が扱えないので，従来はデータの平均，分散，ばらつきなど 1 次元データに変換しておりました．PT-INR については，計測対象期間内に，PT-INR が標的期間に入っている割合を Time in Therapeutic Range (TTR) という 1 次元指標に変換していました．

人工知能では 1 次元化が不要なので，データセットを症例 A, B, C, D ……と数千例ばらばらのデータとして集積させます．症例 A, B, C, D ……がワルファリン開始の 31～365 日に死亡，脳卒中・全身塞栓症，重篤な出血イベントを起こしたか否かの情報も学習させます．

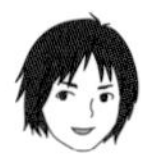
専攻医: まずはしっかりした臨床データベースが必要という意味ですね．

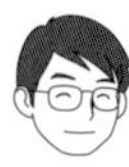
指導医: はい，その入力データセットと臨床アウトカムの有無のデータをコンピュータ上に実装したニューラルネットワークに学習させます．こうして，1～30 日の PT-INR の計測値と 31～365 日の臨床アウトカムを対比させて作成した予後予測モデルを作成し，人工知能として公表しました[2)]．

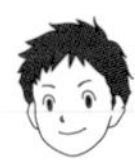
研修医: 計測しているのは PT-INR だけなのに随分おおごとですね．

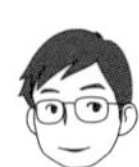
指導医: 直感的に理解できるヒトの脳の素晴らしさがわかりましたか？コンピュータに仕事をさせるためには正確に仕事を定義しなければなりません．コンピュータは実行してくれるので，コンピュータが実行できる準備をヒトがする必要があります．ヒトは 1 カ月といえば 28 日の月も 31 日の月も雑駁に統合処理してくれますが，コンピュータには気配りは期待できません．

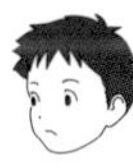
研修医: ワルファリン開始後 1～30 日の PT-INR の値は臨床における患者診療に比較すれば，ほんのわずかの情報と思います．このわずかな情報から死亡，脳卒中，重篤な出血などの発症リスクを精度高く予測できるのですか？

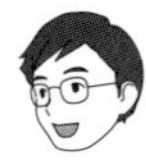

指導医: 予後予測モデルの予測精度が高いとみるか，低いとみるか？はヒトによると思います．時系列のPT-INRの入力情報だけで，年齢，性別，リスク因子などの情報を一切考慮していません．しかし，31～365日の重篤な出血イベントの予測精度は0.78（0.40-0.92）でした．感度は0.79（0.50-1.00），特異度は0.78（0.39-0.93）となります．雑駁に言えば「1カ月以内のPT-INRの経時的計測値」のみから「2～12カ月の重篤な出血イベントの8割が予測できた」ことになります．

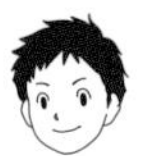

研修医: コンピュータはPT-INR以外の情報はわからないので，これだけ予測できれば価値は大きいと考えます．

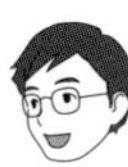

指導医: PT-INRにはワルファリンの効果のみでなく，年齢，性別，併用薬などの情報も含まれているのでしょうね．PT-INRに影響を与えるすべての因子を包括して処理したと考えればそれなりの予測精度があったと言えると思います．

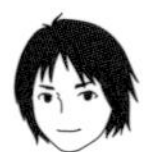

専攻医: 計測したPT-INRの中で，何日目のPT-INRのインパクトが大きかったはわかりますか？　人工知能の結果を実臨床の参考にしたいので．

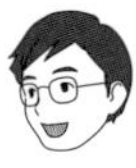

指導医: コンピュータの考え方は人の脳の考え方と根本的に異なります．PT-INRの経時的変化から未来の臨床イベントを予測したことは事実ですが，われわれの脳にとってコンピュータが考えたことはブラックボックスです．「何をどうしていたか？」をコンピュータに聞いても，その詳細はヒトには理解できないと思います．

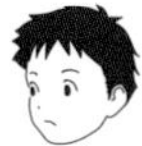

研修医: 人工知能は未来のイベントの予測に役立つ情報はくれるけれども，われわれの理解を助けてはくれなさそうですね．

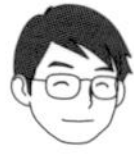

指導医: はい，人工知能はヒトの脳に対してあくまでも補完的なものです．人工知能が広く普及する時代になっても医師は目の前の患者をしっかり診て，五感を働かせて診断，治療するという基本に変化はありません．コンピュータと情報技術が進歩してもヒトの脳の複雑系処理能力を上回れるか否かは現時点では未知です．改めて学問に王道はありません．

C 高性能コンピュータの基盤整備により医療は変わる？

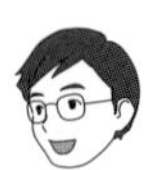

指導医: 現在はランダム化比較試験，コホート研究などが医学研究の主体となっている時代です．科学には原理が必要だとすると，現在はランダム化比較試験の結果を「真実」と仮定する世界です．ランダム化比較試験，コホート研究ともに症例を集めるために莫大な費用が必要です．「命の次に大事なお金」を使って症例を集積して仮説を作り，そして仮説検証しているわけです．押し寄せる患者の診療に追われて医師が多忙なのは世界共通です．多忙な医師が時間を割いて臨床試験を行うためには十分な経済的裏付けが必要です．医師個人にお金があるわけではない，公的資金も限られるとなるとするとランダム化比較試験，コホート研究重視の世界では資力のある製薬企業などが強い世界になってしまいます．実際，個別の医師の専門的経験よりも，製薬企業などが主導するランダム化比較試験を重視する世界というのは医師には都合の悪い世界です．

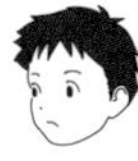

研修医: 確かに，一流と言われる臨床の雑誌に掲載されている論文も新薬に関するランダム化比較試験，新薬の領域に関するコホート研究が多いようにも思われます．

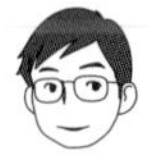

指導医: 資本主義が臨床科学をも支配しているということです．

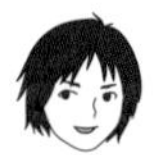

専攻医: 日本は臨床研究が弱いから強化が必要との話を聞いたことがあります．

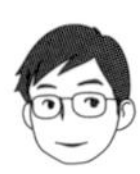

指導医: みかけはそのようにみえると思います．しかし，日本の臨床試験を充実させようと主張している人が，本当に日本国内での新薬開発，適応拡大のためのランダム化比較試験を増やしたいと思っているか否かは不明です．ディオバン事件のような営業のための臨床試験は時間を使いエネルギーの無駄使いと私は思います．

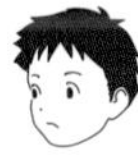

研修医: 日本は明治以来欧米に追いつけ追い越せですから，欧米が出せる New England Journal の論文を日本からも出したいという発想ではないですか？

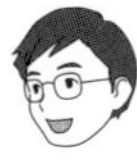

指導医：欧米のハーバード，Duke，Oxfordなど臨床研究を仕切っている大学が私学なのに対して日本の大学は，国公立大学が多い特徴があります．一つの私企業の新薬による利益と直結する欧米のようなランダム化比較試験を公的施設である日本の国公立大学が主導できるとは私は思いません．私学でも，大学周囲に企業を作って巨額の資金を集めてランダム化比較試験を実施できる施設を作るのは相当困難と思います．大学の寄与が不十分なので，日本では私企業である製薬企業の臨床開発試験を私企業であるCROが請け負う形態になっているのだと思います．ビジネスの水準は高くできるかも知れませんがアカデミアの関与が限定的なので，科学的に質の高い世界を主導できる臨床研究が日本からは出ないのだと私は理解しています．

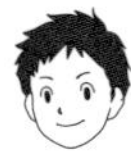

研修医：日本のように国民皆保険でみんなが質の高い医療を受けられる環境では，経済的理由にて臨床試験に参加したいと思う人も少ないかも知れません．

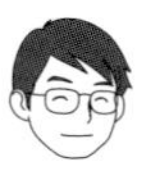

指導医：世界に冠たる長寿国であることからわかるように日本の医療水準は世界の一流になっています．「標準治療」にて世界一予後が良いとなれば，臨床研究に参加するモティベーションは医師にも患者さんにも少ないのが日本の現状と私も思います．

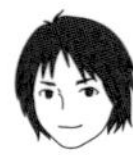

専攻医：治験に本気で参加したい患者さんが日本にいるとは思いにくいですね．

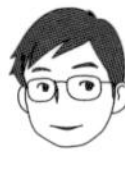

指導医：従来の臨床研究のモデルでは日常臨床とは別個に研究用のデータベースを構築する必要がありました．また，データベースの構築に時間とエネルギーと費用がかかりました．資力のない臨床医は自分の臨床的疑問を自分で解決することはできませんでした．高性能コンピュータと情報通信技術の進歩は，この現状を変える可能性があります．

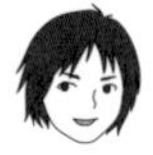

専攻医：質の高い臨床研究は，前向きに症例を登録して，事前にエンドポイントを決めて，介入をランダム化して，などの手続が必要でした．プロトコール の作成に時間とエネルギーを要し，学内倫理審査委員会を通

過するのに時間がかかり，個別の患者さんから書面で IC を取得するなど，とても医師一人でまかない切れると思えない仕事量です．

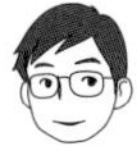
指導医: それが従来のモデルですね．電子カルテとは別個の臨床研究用のシステムに受診日，症状，検査所見などを移さなければなりません．データの正確性を担保するモニタリング，監査も必要でした．無駄な努力が多いモデルでした．

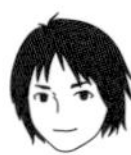
専攻医: 治験や臨床研究法下の研究では，カルテの記載と EDC の記載を確認するモニタリング，さらに監査が必要とされています．人件費も膨大です．

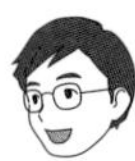
指導医: コンピュータの得意分野を考えれば，臨床試験にかかわる多くの努力を省力化できると思います．

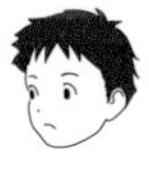
研修医: なぜですか？

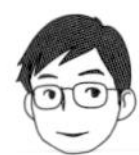
指導医: 医師は電子カルテを使う段階にて医療関連情報をすべてデジタル化しています．

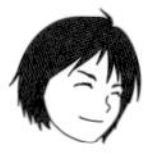
専攻医: 言われてみればそうですね．個別の医療の情報はすべてコンピュータの扱える情報になっています．

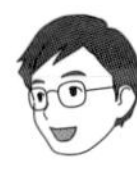
指導医: 医療過誤訴訟などでも裁判所が重視するのはカルテの記録です．医師の記憶とカルテの記載を比較すればカルテの記載の方が正確と考えるのは常識とも言えます．

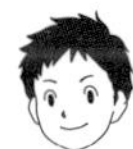
研修医: 実際に行った医療を再現できるようなカルテを書くように指導されています．

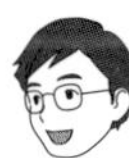
指導医: 電子カルテのコンピュータは，疲れない，間違えない，忘れない，などのコンピュータ特有の能力を有しています．世界中の電子カルテをすべてネット上に載せてしまえば実臨床の巨大なデータベースがで

きると思いませんか？

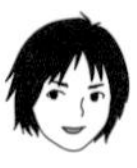

専攻医：そう言われてみればそうですね．誰もがアクセスできる巨大なデータベースができれば，臨床研究のために症例を集める意味もなくなります．

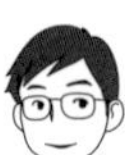

指導医：コンピュータは間違えずにコピーしますから，モニタリングも監査も理論的には不要になります．臨床研究の観点から考えると医療情報のインターネットでの共有には価値が大きいと思います．

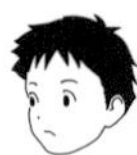

研修医：でも個人情報の漏洩が心配です．

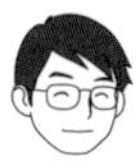

指導医：はい，世界には悪人もいますから，悪人に利用されないように法律で保護する必要があります．幸い，日本にも個人情報保護法があります．

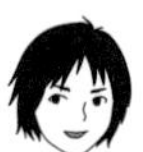

専攻医：法律で規制しても，実際に漏洩してしまうことを100%防ぐことはできないのではないですか？

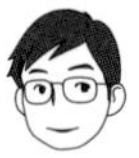

指導医：コンピュータの扱う情報は0/1のデジタル情報なので100%の情報セキュリティを担保することは無理でしょうね．

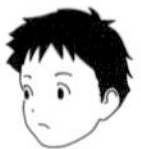

研修医：そうすると，先生の言っている「ネットでの共有」は結局できないのではないですか？

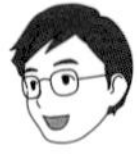

指導医：私は不可能ではないと思います．われわれは「命の次に大切」なお金を銀行に預金していますね 図4-3 ．オンラインバンクは実際のお金ではなくて，ネット上にある情報をIDとパスワードで個人が管理する仕組みになっています．

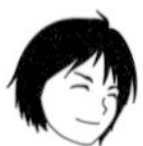

専攻医：いわれてみればそうですね．お金のネットでの共有にはあまり不安を感じていません．

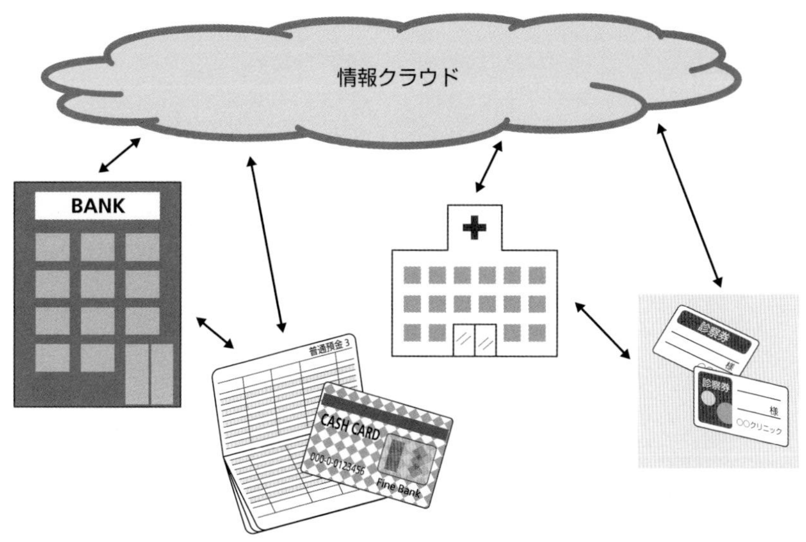

図4-3 電子カルテのクラウド共有による臨床データベースの自動作成

現在，臨床研究データベースは日常診療の電子カルテとは別途作成している．完全コピー可能な臨床データベースが電子カルテ上に作成されているのに十分に利用されていない．お金については図中に示すようにクラウド上に情報が共有されている．ID とパスワードによる管理にて問題は少ない．電子カルテをクラウド上に作成し，個人を識別する情報を削除すれば大規模な観察研究コホートができる．膨大なコストのかかる現在の臨床研究の体制を一新できる可能性がある．

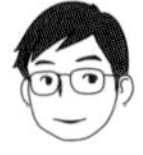
指導医: 誰かが，君の ID とパスワードをハッキングして，勝手にお金をおろしちゃう可能性はありますよね．

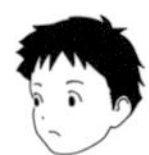
研修医: さすがに法的にも守られているはずだし，銀行も補填してくれるのではないですか？

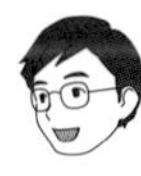
指導医: お金のネット上での管理ができるのであれば，医療情報の管理もできるのではないかというのが私の発想です．最初から世界のすべての電子カルテを繋ぐ必要はありません．小さく始めて行けば良いと思います．

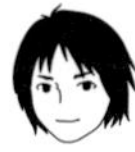
専攻医: 個人情報はどうするのですか？

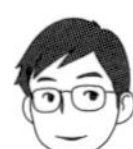

指導医：電子カルテからネットにあげるときに暗号化する，個人を識別する情報を除外する，など最大限に保護します．

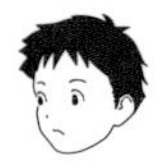

研修医：医療情報の利用にあたっての患者さんの同意はどうするのですか？

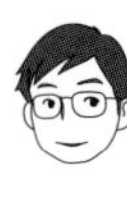

指導医：その電子カルテの診療を受けるときには，個人識別情報を除いた医療情報が臨床研究のために利用できるという包括同意を得るのではどうでしょうか．日本は国民皆保険の国ですから，健康保険に入るときに個人を識別する情報以外の医療情報の研究利用の包括同意を得る方法もあります．これは法律を作ることで対応できると思います．

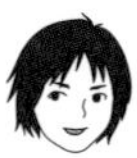

専攻医：結構ハードルが高そうですね．

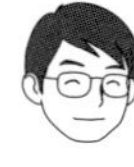

指導医：はい，ハードルは高いです．しかし，すでに世界では電子カルテの情報を共有して医学研究を進めようという流れがあります．コンピュータの特性を考えれば，この流れは止められてないと思います．50年くらい先から今を振り返ると，「巨大資本の力を用いて，臨床研究用の情報セットをカルテに別に用意していた時代があったんだって」，「新薬の有効性，安全性の検証にランダム化比較試験をしていたんだって」，「それは野蛮な時代があったね」などの会話がなされるかもしれないと思っています．

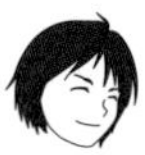

専攻医：コンピュータの勉強をしておいた方がよさそうですね．

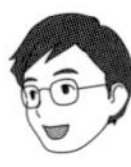

指導医：臨床データを重視する原則を作り，その臨床データが実際には資本力がなければ構築できない現在の体制より，医師，医学者が臨床データを作れる良い世界が待っているかも知れません．

D　帰納的論理と演繹的論理

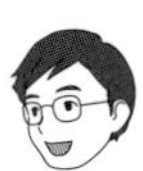

指導医：人体は複雑・精妙な調節系です．医療介入後の人体の変化の予測は極めて困難です．「血小板の凝集を完全に阻害する薬剤を作れば血栓イベントを予防できる」[3)]，「期外収縮を予防できれば致死的不整脈を予防できる」[4)] などの演繹的推論による仮説がランダム化比較試験により否定されて，演繹的推論よりも帰納的研究を重視しようとの方向になった経緯があります．

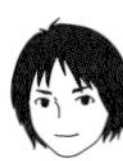

専攻医：われわれは Evidence Based Medicine は万古不易の基本原理と思っていました．ランダム化比較試験重視に至るプロセスがあったのですね．

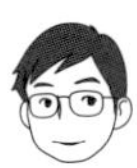

指導医：はい，ランダム化比較試験重視が始まるのは 1980 年代くらいと思います．原理，原則が不明でも帰納的方法では部分的に正しいことを見つけることはできると思います．物理学が良い例です．リンゴの落下はヒトへの薬剤介入に比較すればはるかに単純な事象だと思います．

大きくて重いリンゴと小さくて軽いリンゴを 10 メートルの高さのところから落下させるとどちらが早く落ちると思いますか？

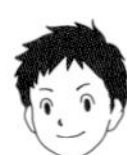

研修医：大きさにもよると思いますが，大きいリンゴの方が空気抵抗も大きいので落ちるのは遅いと思います．

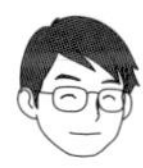

指導医：そうですね．ちょっと予想が難しいですね．「10 メートルの高さから落とすと，大きくて重いリンゴは小さくて軽いリンゴと同様に落下する」と仮説を立てて検証してみましょう．大きくて重いリンゴ群から 10 個，小さくて軽いリンゴ群から 10 個ランダムに抽出して，実際に落下時間を計測してみましょう．落下時間は 95% 信頼区間（CI）として示しましょうね．大きくて重いリンゴ群は 10.0（95% CI: 9.8−10.2）秒，小さくて軽いリンゴ群は 9.0（95% CI: 8.9-9.1）秒で落下しました．＋－検定をすると $p<0.05$ 以下で仮説は棄却されました．

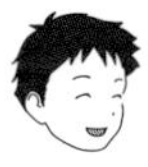

研修医：私の仮説が正しいことが実験的に証明されて嬉しいです．

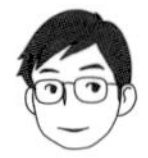

指導医：単純な仮説設定と実験による仮説の検証です．たしかに，ここにあるリンゴ群の中では大きくて重いリンゴは小さくて軽いリンゴと同時には落下しないことが示されました．この仮説は一般化できるでしょうか？

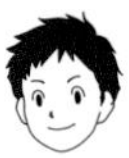

研修医：ここにあるリンゴと世界のリンゴが同じかどうかわからないです．世界にはもっと小さなリンゴも，大きなリンゴもあるかも知れません．密度も違うかも知れません．

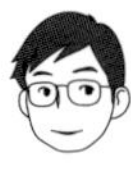

指導医：実験的に検証された事実であってもリンゴ一般に正しいかどうかは不明です．ランダム化比較試験による仮説検証も同じです．人類からランダムにサンプルと抽出したといっても，数万人のランダム化比較試験にて数十億人の人類の真実を予測することは困難です．帰納的方法では,「正しい」と主張できても，その主張が許される範囲が限局的であることを理解する必要があります．

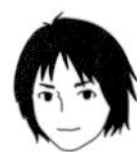

専攻医：空気のない真空条件にて実験すれば結果は変わると思います．空気抵抗がないですから．

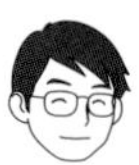

指導医：その通りです．実験結果が「正しい」のは，その実験が施行された条件と全く同じ条件のときに限局されます．1990 年代に施行されたランダム化比較試験にて線溶薬ストレプトキナーゼが心筋梗塞急性期の心血管死亡率を減少させることを示しました[5)]．PCI のなかった 1990 年代には「正しい」かも知れませんが，PCI が普及した現在には適応できないと思います．帰納的方法による仮説検証は，検証がなされた直後にはすでに「正しい」と言えない可能性があります．

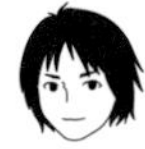

専攻医：頑張ってランダム化比較試験を繰り返しても真実には届かないですね．

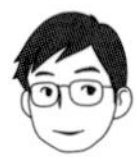

指導医：はい，帰納的方法では複雑系の真実にたどり着くことはできないと思います．君ら若手が診療ガイドライン，ランダム化比較試験を重視しすぎて「ヒトという生命体の神秘」に近づける医師の仕事の本当の

価値を見失ってしまうことを私はとても危惧しています．

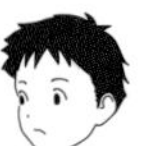

研修医：しかし，演繹的推論もうまくいかなかったとなるとどうしたら良いでしょう？

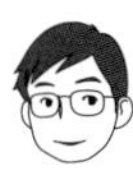

指導医：30 年前の演繹的推論は雑駁でした．「血小板凝集を阻害すれば血栓イベントを予防できる」との推論の根拠は血栓中に血小板が存在している，血栓イベントを予防する抗血小板薬服用時にも血小板凝集が阻害される，などでした．演繹的推論は揺るがない基本原理から構築する必要があります．30 年前には物理，化学の基本原理から人体を再構成することは不可能でした．高性能コンピュータは演繹的推論についても革新的変化を起こそうとしています．

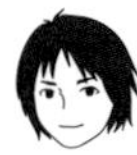

専攻医：ちょっと想像ができないですが…….

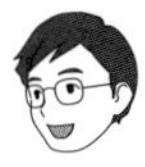

指導医：心筋梗塞の発症には冠動脈内の内皮細胞構造・機能損傷部位への血小板の接着から始まります．内皮損傷部位への血小板の接着には血小板膜糖蛋白 GPIbalph と von Willebrand 因子（VWF）の相互作用が必須の役割を演じます．GPIbalph も VWF も各種原子と水分子から構成されています．

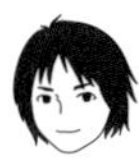

専攻医：先生のそこまでの論理には反対しません．

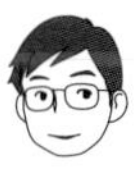

指導医：GPIbalpha，VWF となると生命体特有の物質と思います．何か，生命の神秘が組み込まれているかも知れません．しかし，これらの物質を構成する炭素，水素，酸素などの原子，水分子となると神秘性はなくなると思います．いずれも質量をもった粒子と理解できると思います．

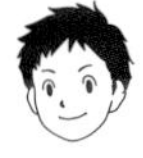

研修医：基本，粒子で良いと思いますが，化学結合している原子間では電子雲が共有されているので単純な粒子とは言えないと思います．

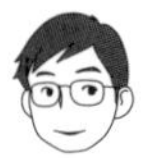

指導医：はい，化学結合している原子の運動の記述には量子力学が必要です．しかし，化学結合していない原子と水分子の運動はニュートン力学にて記述可能と考えます．ニュートン力学で記述可能は原子の運動をコンピュータにて解析する分子動力学という方法は以前からありました．コンピュータの機能が十分ではない時代には医学，生物学へのインパクトはほとんどありませんでした．現在のコンピュータであれば100万原子からなる巨大なタンパク質の動的構造予測が可能となりました．さらに，化学結合している量子力学を阻止化してニュートン力学に組み込む方法が工夫されました．心筋梗塞の契機になる血小板接着を担う膜糖蛋白GPIbalphとVWFの接着動態をこれらの分子を構成する原子と水分子の運動から演繹できるとなれば[6)]，過去の雑駁な演繹法とは全く異なる精緻な演繹的推論が可能になると思いますがいかがですか？

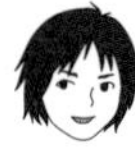

専攻医：複雑な生命現象を単純な物理，化学の諸法則にて演繹的に理解できるとなると，人体の神秘も，疾病発症の精密な理解も可能になると期待できます．

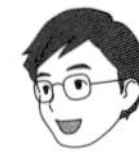

指導医：生命体を物理，化学の諸法則によりどこまで精密に演繹できるかは今の時点ではわかりません．原子の運動からタンパク質を構成するとタンパク質の構造は揺らいでいます．生命現象の不確定性が分子の構造の揺らぎに依存している可能性があります．疾病発症確率をリスクとして表現して，ランダム化比較試験にて確率的にリスクを評価する方法より精密な演繹的予測的医療ができるか否か，やってみなければわからないと思います．

極めて極端なGPIbalphがVWFに結合しないアミノ酸変異体において，なぜ両者が結合しないかを定量的に論じるようなことは可能になりました．

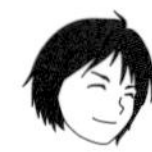

専攻医：コンピュータと情報技術の高度化が進む中で医療の原理も大きく転換されるかも知れませんね．

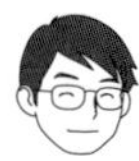

指導医：はい，帰納的論理と演繹的論理が連成できる水準まで両者が進むことを期待しています．

E 若手医師もベンチャーマインドを

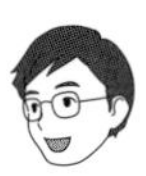

指導医: 情報技術が進歩して医学，医療の基盤が転換していこうとしています．難しい入試を突破して，6年間一生懸命勉強して，国家試験も受かった君たちには言いにくいのですが，すべての高度の技術を平易化するコンピュータは高度技術としての医療も家電的技術に変化させてしまう可能性があります．

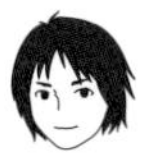

専攻医: 高度専門職としての医師の価値が変化するということですか？

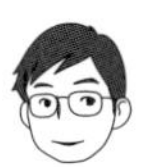

指導医: 現在，医師の価値は社会で高く評価されていると思います．明治新政府は富国強兵政策をとったので優秀な学生は軍人，官僚，エンジニアを目指しました．優秀なヒトの行き場所が複数あった時代とも言えます．

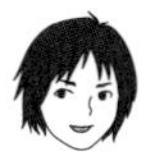

専攻医: 昔から，最優秀のヒトが医学部に行ったのではないのですか？

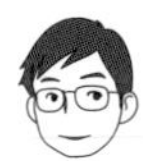

指導医: 大学に進むヒトの数が少ない時代ですからどの分野に進んでも希少価値がありました．医師の経済的待遇がよくなったのは戦後の高度経済成長の時代です．健康保険も大きくなっていきました．経済が停滞に転じて，エンジニアなどの待遇が悪化する中で公的資金に支えられた医師は比較的恵まれているのが現状です．今より良くなることはないと覚悟を決めておいた方が良いでしょう．

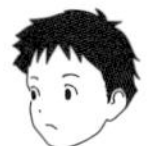

研修医: せっかく頑張って勉強したのに，下向きになるかも知れないとの予想は悲惨すぎます．

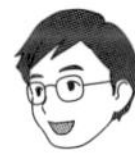

指導医: 病気で弱っている患者さんに寄りそって，彼らの信頼と尊敬を受けるという医師の優位の基本は変わらないと思います．しかし，情報産業が発展すれば専門性の少ない部分は安価なインターネットとコンピュータに代替されるかも知れません．医師の資格のある自分にしかできない仕事を選んで集中することが大切です．

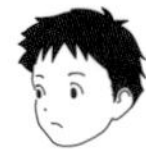

研修医: 企業では副業が推奨されているようですが…….

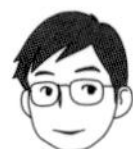

指導医: 経済社会が不安定化して，大きな変化が短期間に起こる時代では１つの職にしがみつくのが必ずしも得策といえないということです.

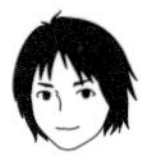

専攻医: 海外でも医師の地位には変化があるとの話を聞きます.

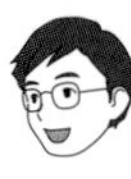

指導医: ハーバード大学の友人がわかりやすく説明してくれました．以前，ハーバードの医学部に入って医師になれば「人生の成功者」とみなされたとのことです．最近でも医師は失業するほど職がないわけではありませんが「人生の成功者」とみなされず, something like school teacher とみなされると説明してくれました．学校の先生なら日本では安定した良い職業ですが，夏休みと春休みが２カ月近くあるアメリカでは年間９カ月分の給料しかない成功ではない職とみなされています.

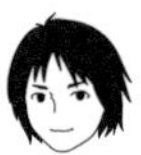

専攻医: 日本でも医学部を卒業してマッキンゼーに行くヒトなども出てきています.

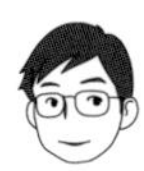

指導医: 不安定な世の中をヒトに頼って生きるのではなく，自力で生きぬこうと考えれば医師であっても副業，ベンチャーなどを考えるのは悪いことではないと思います.

日本は医療，医学研究とビジネスの乖離が大きい特徴があります．米国で基礎研究していたときに Boss が「Money, money, money……」,「I need Dollar not Honor」などと日常，口にしていることに違和感を感じました．米国は医師，研究者でもビジネスマインドがあって，私が留学していた 1990 年代には NIH などの助成を 1000 万円受けたら，インパクトファクター 10 の論文１本で返すような勘定でした.

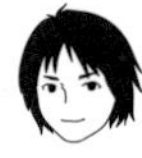

専攻医: 日本にはないビジネス感覚ですね.

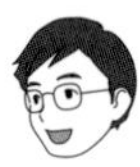

指導医: 医は仁術という基本を保ちながら，資本主義社会で生き残るためのビジネスマインドも君らの世代にはわれわれ以上に必要になると思います.

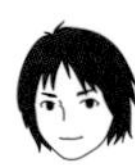

専攻医：時間とお金をかけて医者になったのに，他の職を探さないといけなくなるのでは割りに合わないですね．

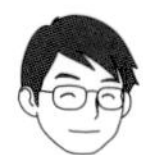

指導医：疾病についての専門知識を有する医師という仕事があるだけよしとしましょう．患者さんサイドからみれば今の医療には無駄が多いと思います．スマホなどのテクノロジーも十分に使いこなせていない実態です．クリニックに行く時間と労力を省いて，スマホの診療，ネット薬の宅配が当然の時代が来るかも知れません．現在の仕組みの診療ガイドラインであればヒトが書くよりコンピュータが書く方が正確かも知れません．診療ガイドラインに則った治療選択なら経験を積んだ臨床医よりもコンピュータが得意かも知れません．目の前の個別の症例をしっかり診て，その言語化できない情報を頭にしっかり詰め込んで，コンピュータに負けない医師を目指してください．

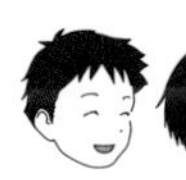

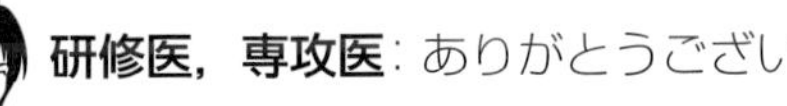

研修医，専攻医：ありがとうございました．

◆ 文献 ◆

1）後藤信一, 後藤信哉. 人工知能の真実一 AI は医療を変えるわけではない？（J-CLEAR 通信（101））. 日本医事新報. 2019; 4956: 40-3.

2）Goto S, Goto S, Pieper KS, et al. Investigators ftG-A. New artificial intelligence prediction model using serial prothrombin time international normalized ratio measurements in atrial fibrillation patients on vitamin K antagonists: GARFIELD-AF. Eur Heart J - Cardiovasc Pharmacother. 2020; 6: 301-9.

3）Gurbel PA, Serebruany VL. Oral platelet IIb/IIIa inhibitors: from attractive theory to clinical failures. J Thromb Thrombolysis. 2000; 10: 217-20.

4）Echt DS, Liebson PR, Mitchell LB, et al. Mortality and morbidity in patients receiving encainide, flecainide, or placebo. The Cardiac Arrhythmia Suppression Trial. N Engl J Med. 1991; 324: 781-8.

5）Randomised trial of intravenous streptokinase, oral aspirin, both, or neither among 17, 187 cases of suspected acute myocardial infarction: ISIS-2. ISIS-2（Second International Study of Infarct Survival）Collaborative Group. Lancet. 1988; 2: 349-60.

6）Goto S, Oka H, Ayabe K, et al. Prediction of binding characteristics between von Willebrand factor and platelet glycoprotein Ibalpha with various mutations by molecular dynamic simulation. Thromb Res. 2019; 184: 129-35.

Key Phrase

著者略歴

後藤信哉（ごとうしんや）

東海大学医学部内科学系循環器内科学教授／
東海大学大学院医学研究科代謝疾患研究センター長

◇経歴

1986年	慶應義塾大学医学部卒業
	博士（医学）：慶應義塾大学大学院
1992～96年	スクリプス研究所分子実験医学部門博士研究員
1996年	東海大学医学部にて循環器内科助手，講師，助教授を経て2007年より現職
2017年	米国心臓協会（AHA）機関誌 Circulation の編集委員

血小板，血液凝固などと循環器疾患の関連に関する研究を Thrombi-Cardiology 分野として確立するリーダー．米国心臓協会（The American Heart Association）の雑誌 Circulation の編集委員（Associate Editor）など各種国際雑誌の編集，国際共同大規模ランダム化比較試験の推進委員，データモニタリング委員など多数．

ここが知りたい
血栓症治療の正解，不正解　©

発　行　2021年4月1日　　1版1刷

著　者　後藤信哉

発行者　株式会社　中外医学社
代表取締役　青木　滋
〒162-0805　東京都新宿区矢来町62
電　話　(03) 3268-2701(代)
振替口座　00190-1-98814番

印刷・製本／三和印刷(株)　＜MM・YK＞
ISBN978-4-498-13440-9　Printed in Japan